TRAITÉ DES EAUX MINERALES DE COURMAYEUR.

Par Mr. MOLLO, Docteur en Medecine en l'Université de TURIN, & Medecin Juré des Etats du Duché d'AOSTE.

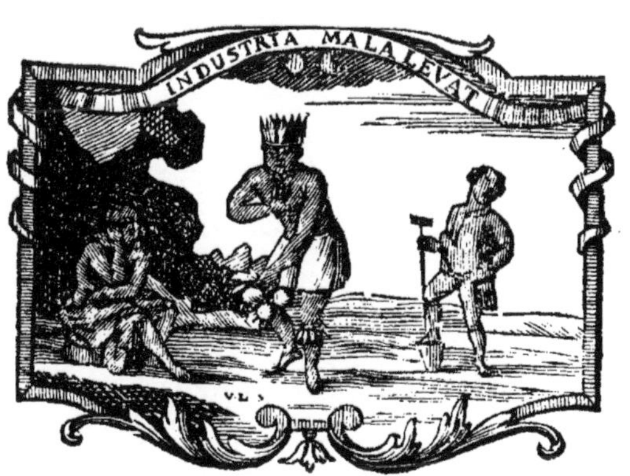

A GENEVE,
Chez MARC-MICHEL BOUSQUET ET COMP.

MDCCXXVIII.

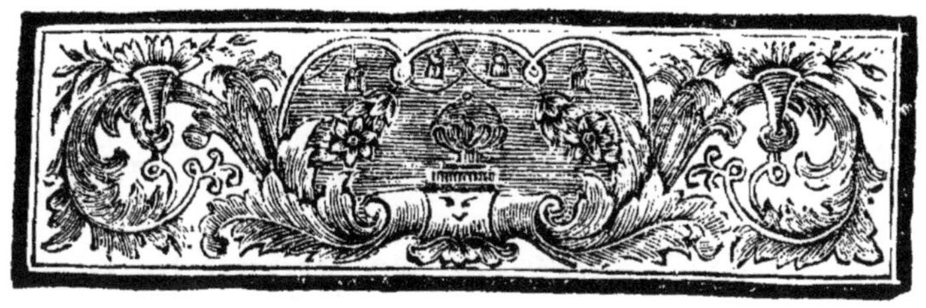

AUX

TRE'S-ILLUSTRES SEIGNEURS, LES SEIGNEURS COMMENDANT, PAIRS, ET CONSEILLERS COMMIS DU DUCHE' D'AOSTE.

MESSIEURS,

Quelqu'empressé que je fusse à Vous donner des preuves de mon respect,

& de mon zéle à vôtre service, en faisant paroître ce petit Ouvrage sous vos auspices; je n'aurois jamais osé prendre cette liberté, si je n'avois crû pouvoir la justifier par le motif du bien public, auquel vous êtes si inviolablement attachés. Il me paroissoit en effet, Messieurs, *qu'on n'auroit dû vous offrir que des Livres qui eussent plus de rapport à vos lumiéres; qui interprétans les Loix, & donnans des préceptes dans la Science du Gouvernement, fissent connoître à tout le mon-*

monde, qu'il n'y a rien qui vous y ſoit inconnu, & que vôtre conduite eſt une expreſſion vive des régles de la Juſtice, & du bon Ordre : Mais comme rien n'échappe à vôtre prévoïance dès lors qu'il s'agit de l'interêt commun, & que ne croïans rien au deſſous de vous pour procurer le bien public, vous entrés dans tous les détails qui peuvent lui être avantageux.

Je me ſuis raſſuré dans l'éſpérance que vous regarderiez d'un œil favorable, ce fruit de mes travaux, qui tend à la conservation de la santé des peuples, & que vous lui accorderiés l'honneur de vôtre protection.

Il faut l'avouer cependant, Messieurs, *ce n'est pas là le seul motif que j'ai eû de vous dédier ce Traité; je me sentois pénetré d'une vive reconnoissance, & pour l'honneur que vous m'avez fait de m'accepter dans ce Duché pour y exercer mon Art, & pour les bon-*

tés

tés dont vous m'avez favorisés dans mille rencontres ; je cherchois depuis long-tems le moïen de la rendre publique, & j'aurois terminé ma course avec inquietude, si je n'eusse trouvé cette occasion de la faire éclater.

Recevez donc, je vous prie instamment, avec mon petit Traité, cet effort de mon esprit comme un tribut de ma reconnoissance, & un gage éternel du très-

pro-

profond respect, avec lequel je suis

MESSIEURS,

Vôtre très-humble & très-obéissant Serviteur.

JEAN-DOMINIQUE-MARIE MOLLO.

PRÉFACE.

CE qui a donné occasion à ce Traité, est une Analyse savante & curieuse des *Eaux Minerales de Courmayeur*, que Madame ROYALE, MARIE-JEANNE BAPTISTE DE SAVOÏE, Mére du ROY, fit faire pendant le tems de sa Régence. Cette Princesse toûjours attentive à procurer le bien de l'Etat, assembla en 1687. les plus habiles Medecins & Chimistes qu'Elle pût trouver; Elle les envoïa à *Courmayeur* pour

pour y faire une Analyse exacte des Eaux Minerales qui se trouvent en cet endroit : Ce qui fut heureusement executé, & en peu de tems. L'Analyse fut faite la même année, & mise en état d'être publiée; elle le fût en 1688. & en même tems Monsieur *Torini* prémier Medecin, & prémier Professeur en la Faculté de Medecine de Turin, fit imprimer le jugement qu'il avoit porté sur cette Analyse, sur la nature, & sur la qualité de ces Eaux Medicinales.

Nous parlerons dans la suite plus amplement de cette déclaration de ce fameux Medecin.

Qui n'eut crû pour lors que cet Ouvrage si important ne devint bien

bien-tôt la matiére des réflexions des Savans, & un champ tout ouvert où ils alloient exercer leurs esprits? Cependant, par je ne sai qu'elle fatalité, ce dessein si avantageux au public, n'a pas encore eû tout l'effet qu'on en devoit espérer; cette Analyse toute curieuse & utile qu'elle est, n'a été connuë que de fort peu de personnes qui se sont contentées de satisfaire leur curiosité en la lisant sans penser à la faire valoir pour le bien public. Je n'ai pas crû devoir les imiter dans leur indifférence ou leur timidité. Cette piéce & plusieurs autres épreuves que j'ai faites pour connoître de plus près le principe de ces Eaux, serviront de fondement à mon Traité. J'ose me promettre, que s'il n'est n'eſt pas trouvé auſſi-bien raiſonné, ni auſſi-bien digeré qu'il devroit l'être, du moins le public loüera le déſir ſincére que j'ai de remplir de mon mieux tous les devoirs de ma Charge, & de conſacrer mes travaux à ſon ſervice.

Au reſte voici le deſſein de mon Traité fondé ſur ce que j'ai dit. Je partage mon Livre en deux Parties. Je fais connoître dans la Prémiére, la nature & les qualités des *Eaux Minerales de Courmayeur*, afin qu'elles ſoient recherchées avec autant d'empreſſement qu'elles méritent de l'être. Dans la Seconde, je remarque les maladies auxquelles elles peuvent ſervir de remede, & celles pour leſquelles elles ne ſont pas bonnes, afin de faire

faire éviter bien des inconvéniens & bien des dangers, qui ne ſont que trop ordinaires dans l'uſage de ces Eaux. Enſin je régle, autant qu'il ſe peut faire, d'une maniére générale, l'ordre qu'on doit obſerver, & le régime de vie qu'on doit tenir en les prenant, afin d'engager à en uſer avec plus de précautions en les bûvant.

J'ai ſujet de croire que mon Ouvrage ſera de quelque utilité, car outre que je me conforme en tout à ce qu'ont écrit pluſieurs ſavans Chimiſtes & habiles Medecins, ſur les principes deſquels j'établis tout ce que j'avance. Je ne dis rien qui n'ait été bien averé, & qui ne ſoit fondé ſur une expérience certaine & journaliere.

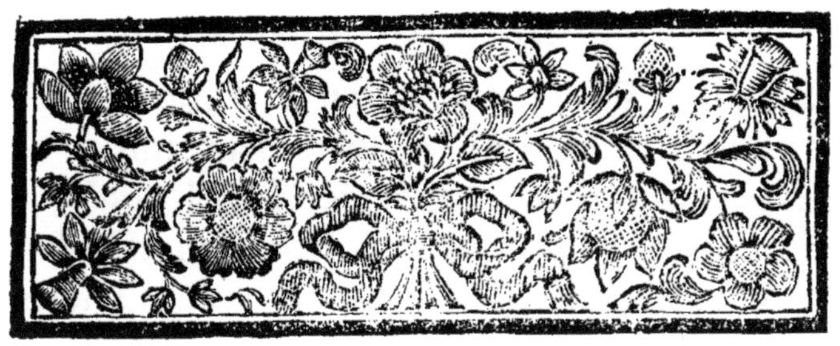

TRAITÉ DES EAUX MINERALES DE COURMAYEUR.

PRÉMIÉRE PARTIE.

CHAPITRE PRÉMIER.

De la Paroisse de Courmayeur.

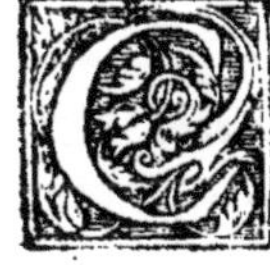

COURMAYEUR dans le Duché d'Aoste, fut autrefois un lieu fort fameux par ses Mines d'Or, dont les *Salasses* Anciens Habitans du Païs sûrent faire profit, & par le moïen

A des-

desquelles ils se mirent en état de resister & de faire la Loi à leurs Ennemis, & même de porter la Guerre chez leurs Voisins, jusqu'à ce que les Romains envieux de ces richesses, & encore plus jaloux de la gloire de ces Peuples leurs eurent enlevé l'un & l'autre, sous *Jules Cesar*, l'an 52. avant l'Ere Chrêtienne; après leur avoir livré plusieurs combats, où ils eurent quelquefois du pire.

COURMAYEUR aïant ainsi changé de Maître, changea bien-tôt de forme, il devint l'un des endroits le plus frequenté du Païs, soit par le grand nombre d'Exilés & de Malheureux qu'on y envoïa pour travailler aux Mines, soit par la multitude d'Habitans, & même de Personnes de Marque, qui y firent leur séjour; ce qui fut cause que les Romains y établirent le Principal Siége de leur Justice par tout le Duché; c'est de là qu'y est venu le nom de *Curia Major*, ou de Courmayeur que ce Lieu retient encore aujourd'hui.

Ce n'est plus à présent qu'une Paroisse assez considérable dans une Vallée dite *La Valdigne*, aux pieds des *Alpes Graïes*; il est partagé en quatre Quartiers distans les uns des autres environ d'un quart de lieuë Françoise; le prémier se nomme la *Ville*; le second fecond *La Saxe ;* le troiſiéme *Entreves ;* le quatriéme *Dolone ;* la ſituation de ce Lieu eſt aſſez agréable à la vûë, & très-ſalutaire au corps, l'air que l'on y reſpire eſt des plus purs, & pendant l'Eté de doux Zephirs y tempérent les chaleurs inſuportables de la Canicule.

Cette Paroiſſe eſt placée en partie ſur le penchant d'une Colline, & en partie dans une Plaine, qui pour un Païs de Montagnes, comme eſt la Vallée d'Aoſte, peut paſſer pour belle & grande ; elle eſt entrecouppée de mille petits rüiſſeaux, ou ſillions, qui diſtribuans de tous côtés l'eau des torrens qui deſcendent des Montagnes, la rendent très-fertile, ſur-tout en Grain, en Pâturage, en Chanvre, & en Lin ; elle eſt bordée de Montagnes qui ſont toutes très-hautes, & particuliérement celles qui ſont au Septentrion, qu'on voit en tout tems couvertes de Glaciéres affreuſes, deſquelles néanmoins on n'a rien à craindre, parce qu'elles ſont aſſez éloignées pour ne pouvoir point porter de dommage.

C'eſt dans ces endroits que ſe retirent les Bouquetins, les Chamois, les Marmottes, &c. L'autre Gibier qui eſt en aſſez grande abondance dans cette Contrée, à ſavoir les Liévres ; les Phaiſans , les Perdrix rouges , les Cailles , les Grives & autres ſemblables , ſe trouve en Partie dans la Plaine , & en Partie le Long des Montagnes praticables , ſur leſquelles on voit en quantité des Simples les plus ſpecifiques , entr'autres la Carline , & le Jenipi nourriture des Bouquetins , & dont la vertu n'eſt pas moindre que celle du ſang de cet Animal contre les Fiévres malignes coagulatives , les Pleureſies &c. On y cuëille auſſi la Veronique , l'Abſinthe fin , le Calament montant ; & quantité d'autres Herbes Vulneraires , Cephaliques , Ophtalmiques , &c. Lorſque les Glaces, ou les Neiges des Montagnes les plus hautes ſe fondent , on y trouve du Criſtal très - clair & très - fin.

C'eſt à deux lieuës du Bourg de Courmayeur en tirant vers l'Orient que l'on voit l'endroit où les *Salaſſes* & les *Romains* ont fait travailler aux Mines. Le Peuple le nomme *Le Labyrinthe* , parce-que l'excavation qui s'eſt faite du Roc , eſt partagée en pluſieurs petites Grottes , qui ſont diſpoſées à peu près en Labyrinthe.

A une diſtance un peu plus grande de cette Paroiſſe ves l'Occident , ſe trouve le *Lac des Combales* , dont on retient les Eaux par

par le moïen d'une Digue pratiquée dans un endroit reſervé entre deux Rochers, afin de pouvoir garder avec plus de facilité les avenuës du Païs; c'eſt de ce Lac qu'on peut dire, que la Riviere de *Doëre* qui arroſe cette Partie du Duché, qui le traverſe peu obliquement, & qui en fait toute la longueur prend ſa ſource, car les Eaux qui ſortent du Lac *Rutord*, ce Torrent qui deſcend le long d'un petit Vallon ſitué à la partie Septentrionale du petit S. Bernard, celui même qui vient de cette gorge qu'on nomme *Ferrex*, ne peuvent être que pluſieurs branches qui concourent à former cette Riviere, puiſque le nom de *Doëre* lui eſt donné avant la jonction de ces Eaux,

Ce ſeroit ici l'endroit de parler des Eaux Minerales de Courmayeur; mais comme il eſt très-important pour mon ſujet de m'étendre là-deſſus, j'en parlerai dans un article particulier; j'ajoûterai ſeulement à tout ce que j'ai dit, que Courmayeur placé à la Partie Septentrionale du Duché, n'eſt éloigné que d'une journée de la Cité d'Aoſte, d'où l'on peut aiſément tirer tous les ſecours dont on a beſoin en buvant les Eaux, s'ils manquent à Courmayeur.

CHAPITRE SECOND.

Des Fontaines d'Eau Minerale de Courmayeur.

AU pied de cette Colline, où est situé le Quartier du Bourg de Courmayeur que les Habitans du Lieu nomment Ville, & sur le bord de la Riviére, l'on voit une source d'Eau pure & très-salutaire.

Cette Fontaine, que l'on nomme la *Margueritte*, est environnée de plusieurs autres petites sources d'Eau de même nature, & dont par consequent on peut se servir également, soit en Boisson, soit en Bain.

Le long du Canal, ou du petit Rüisseau par lequel elle s'écoule, tout au tour il se forme un sédiment qui près de la Fontaine est roussâtre, dont les parties sont en petits grumeaux, & n'ont pas cette liaison qu'auroient celles d'une terre rouge délaïée dans l'eau. Il se forme un peu plus loin un sédiment d'une autre espéce, il est gras, & ressemble fort aux fraïes fraïcs des Grenoüilles. La décharge que fait cetre Eau à une distance un peu plus grande est jaunâtre & se pétrifie.

Cette diversité de sédiment, qui se fait en diférens endroits du Ruisseau, ne vient à ce qu'il paroît, que des diférens principes dont cette Eau est impregnée, & dont elle se décharge avec plus ou moins de facilité. Elle dépose un peu plus loin celui qui est graisseux, parce-que les parties sulphureuses ou huileuses qui y sont s'élevent facilement, à cause que le mouvement y est moindre, se tiennent les unes avec les autres, & forment enfin ce sédiment qui surnage. En effet, on voit près de-là sur l'Eau dormante, où dont le mouvement est fort diminué, une pellicule réluisante, qui est toute semblable à de l'huile, ou à de la graisse, qui s'éleve au-dessus de l'Eau grasse; ce qui fait qu'on ne peut douter qu'elle ne soit le principe de ce second sédiment. Le dernier qui est jaunâtre & petrifié se forme d'unne terre blanche fort fine & deliée, dont les parties s'unissans les unes aux autres par les moïens de ces particules sulphureuses ne se sont encore point déchargées; ces Eaux prennent consistence, & se petrifient à cause du Sel dont elle est

 remplie

remplie : Ainsi il ne faut pas s'étonner si elles ne se conservent pas long-tems dans les flaccons de verre sans qu'il s'éléve au-dessus une pellicule, semblable à celle dont j'ai parlé, & sans qu'elles laissent au fond un sédiment salsugineux semblable à ce tartre qui s'attache aux douves des tonneaux dans lesquels il y a eû du vin.

De là on doit conclure que leur force diminüe beaucoup par le transport ; puisqu'outre que les esprits qu'elles contiennent s'évaporent, elles déposent encore une très-grande partie de leur sel & de leurs autres principes, sans parler de leur chaleur naturelle qu'elles perdent & qui est néanmoins très-salutaire soit qu'on les prenne en Bain ou qu'on les boive, comme je le dirai en son lieu. J'ai connu le vrai degré de chaleur de ces eaux par le moïen d'un Thermométre que j'y ai enfoncé & laissé pendant un tems assés considérable ; elles ont fait monter la liqueur jusqu'au degré du tems chaud : C'est sans doute en partie à cause de cette chaleur qu'elles exhâlent une petite odeur de soufre & de vitriol de Mars. Elles sortent de leur source sans jaillir, il se fait seulement quelques petits jets raïonnans à cause qu'elles font une chûte de la hauteur d'un pied.

De

De l'autre côté de la Doëre un demi mil au-delà de Dolone autre quartier du Bourg de Courmayeur vers le midi, on trouve une autre Fontaine nommée la *Victoire*, elle sort du pied d'une Montagne praticable d'ailleurs: mais sa source est d'un accès difficile à cause d'un Torrent qui est au-dessous; on voit tout au tour plusieurs autres sources de la même Eau, distantes les unes des autres de trois à quatre pas, qui ne faisoient autrefois, qu'une seule Fontaine avant que la terre se fût affaissée, & l'eût cachée. Le sédiment qu'elle fait est semblable à celui de la *Margueritte*, avec cette diférence cependant que celui de la *Victoire* qui est petrifié, est couvert de plusieurs petits cristaux semblables au sel jaune: Les Ramiers vont en bande les bequetter parce qu'ils les trouvent salés.

L'Eau de cette Fontaine est temperée, comme je l'ai reconnu par le moïen d'un Thermometre; autrefois elle avoit le même degré de chaleur que celle la *Margueritte*; mais depuis qu'elle a été ensevelie sous cette terre de la Montagne qui s'est affaissée, elle l'a perdu, à cause à ce que l'on dit, qu'elle se mêle avec de l'eau commune, dont il y avoit une source assez près, qui a été pareillement cachée ſous la terre par l'éboulement qui s'en eſt fait : Nonobſtant ce mêlange, l'Eau de la *Victoire* eſt encore plus acide & plus chargée de vitriol, que celle de la *Margueritte.*

Autrefois il y avoit une troiſiéme Fontaine qui étoit aſſés proche de cette ſeconde, & du même côté de la Doëre; mais à preſent elle ne paroît plus parce-que la Riviere aïant rongé petit à petit ſes bords, elle la minée & confondüe avec ſes eaux. Cette Fontaine ſe nommoit Marie-Jeanne-Baptiſte.

J'en aï remarqué une quatriéme qui eſt au pied d'un Roc prés du quartier de *la Save* ; ſon eau eſt preſque temperée : Elle forme un ſediment qui eſt blanchâtre au ſortir de la ſource, mais en quelques endroits ſeulement, car en d'autres, il eſt de couleur obſcure, & ailleurs il eſt jaunâtre : elle exhâle une odeur de ſoufre très-forte, d'où vient qu'on la nomme ordinairement la Sulphureuſe? Je dirai dans la ſuite de qu'elle nature elle eſt.

Je laiſſe ici à part pour à preſent les Bains chauds de *Prè-Saint Didier*, qui ne ſont pas éloignés une heure de chemin des Eaux Minerales de Courmayeur ; leſquels Bains ſont très-utiles à prendre ſeuls & ſepa-

ſeparés deſdites Eaux pour beaucoup de maladies ; & même néceſſaires en certains cas à prendre devant ou après l'uſage deſdites Eaux.

CHAPITRE TROISIÈME.

Analiſe des Eaux Minerales de Courmayeur.

IL en eſt de la découverte de la vertu des Eaux Minerales de Courmayeur, comme de celle de quantité d'autres effets naturels, dont nous ſommes redevables à l'inſtinct des Bêtes. Ce ne fût qu'après avoir vû pluſieurs fois les Beſtiaux rechercher avec ſoin ces Fontaines, & y accourir avec empreſſement, non ſeulement pour y étancher leur ſoif, mais auſſi pour y recevoir du ſoulagement dans leurs maux ; qu'il vint en penſée que ces Eaux pourroient être ſalutaires & medicinales pour les Hommes, comme elles l'étoient pour les Animaux : De la penſée on paſſa bientôt à l'epreuve, on donna de ces Eaux à boire à pluſieurs Malades, qui trainant miſe-

miſerablement leur vie, faute de trouver des remèdes qui pûſſent les ſoulager, ne firent pas grande difficulté de prendre celui-ci qui ſe préſentoit, quoi-que la vertu en fut encore ignorée ou douteuſe.

La joïe ne fût pas moindre que la ſurpriſe, lorſque l'on vit ces pauvres languiſſans comme reſſuſciter par le moïen de ces Eaux, & recevoir par un eſpèce de Miracle une prompte & entiére guériſon, tandis que tout paroiſſoit déſeſpéré pour eux.

Le bruit de ces guériſons merveilleuſes ſe répandit bien-tôt, Turin en fût rempli, & on reſolut alors de faire faire une Analiſe de ces Eaux, afin d'en mieux connoître la vertu; ce ne fût cependant que long-tems après que ce deſſein s'executa.

Son Alteſſe Roïale, Madame MARIE-JEANNE-BAPTISTE, devoit procurer ce grand avantage au Public: Des habiles Medecins & Chimiſtes aſſemblés par ſon ordre, comme je l'ai dit, firent cette Analiſe & s'y prirent de la maniére que je vai raconter.

Pour découvrir les principes dont ces Eaux étoient impregnées, on emploïa d'abord les épreuves les plus faciles, & pour ſavoir ſi elles ne contenoient point un Soufre

fre arſenical, antimonial ou mercuriel; on enfonça quatre Lingots dans une quantité ſuffiſante de cette Eau, chacun de différente eſpéce de Métal; il y en avoit un d'Or, un d'Argent, un de Cuivre, & un d'Acier bien poli & bien luiſant, on les y laiſſa enfoncés pendant un tems aſſez conſidérable, afin que l'épreuve ſe fit mieux, & pour donner le tems aux Mineraux de s'attacher aux Lingots, & de les colorer conformément à leurs diférentes vertus, ſuppoſé que l'Eau en fut impregnée. Mais après les avoir retiré, on les trouva tels qu'on les y avoit mis.

Après cette épreuve, on en fit une autre peu diférente & dans le même deſſein, on prit de cette Eau autant qu'il en falloit, on y plongea les mémes Lingots, après quoi on la fit boüillir, s'il y eût eu un mêlange de Sel ou de Soufre arſenical, on l'auroit reconnu par la teinture noire qu'elles auroient données aux Lingots; s'il y en eût eu un d'Antimoine, il ſe ſeroit manifeſté par la teinture d'azur foncé; enfin s'il y en eût eu un de Mercure, la teinture plombée en auroit été la marque; Mais comme les Lingots ne ſouffrirent aucun changement de couleur dans cette Eau; on jugea qu'elle étoit bienfaiſante

&

& qu'elle ne contenoit en ſoi aucuns Mineraux venimeux, corroſifs, ni tant ſoit peu nuiſibles.

Enſuite de cette expérience, on prit cinquante onces de cette Eau, on les mit dans un Matras couvert de ſon chapiteau bien luté & garni de ſon recipiant, au feu fort leger de Bain Marie. Le prémier eſprit qu'on en tira fût très clair & d'une ſaveur aigrette, mais on n'en tira pas beancoup; ce qu'on en tira ne peſat pas plus de deux dragmes, on les mit à part & auſſi-tôt que l'on s'aperçût que la liqueur qui deſtilloit, changeoit de goût, on changea de recipiant, pour ne point mêlanger ce prémier Eſprit avec celui qui le ſuivoit; on continua ainſi à faire la diſtilation, la liqueur qu'on tira fût très-claire, mais inſipide. Pour ce qui eſt des féces, voici de qu'elle nature elles étoient on trouva au fond du Matras un affaiſſement ſemblable au Talc, & peu diférent de celui qui reſte après la ſeconde diſtillation de la roſée, il étoit d'une ſaveur un peu ſalſugineuſe, & étant mis ſur le feu, il exhâloit une odeur à peu près ſemblable à celle du nitre, il peſoit quatre-vingt-dix grains, de ſorte que ſuivant le calcul, chaque once d'eau ne fournit pas plus

plus de deux grains ; nous dirons ci-après de qu'elle nature étoit ce Sel.

Cette Opération Chimique fut ſuivie d'une autre qui réüſſit pareillement, on mit de cette eau en égale quantité dans une bouteille de verre qu'on enfonça dans du fumier du Cheval, afin que l'eau alterât & ſe corrompit ; on la diſtilla après au Bain Marie & par cette diſtilation on en tira un peu plus d'eſprit, & du Sel en plus grande quantité.

Ce fût en vain qu'on mit tout le ſédiment Salin dans un Sublimatoire de verre, pour tâcher de le ſublimer ; il ne pût pas être exalté, quoi-qu'on fit pour cela. Mais on trouva au fond une croutte épaiſſe, dure, & de couleur de roüille de fer, on la jétta dans cette eau dont nous venons de parler, elle s'y déleïa, & comme on eût filtré cette eau, & qu'on eût deflêgmé la diſſolution juſqu'à conſumption totale d'humidité, il reſta un Sel de figure canelée d'une ſaveur aigre-douce ; ce Sel étoit en petite quantité

On prit enſuite de la fange qui étoit de couleur tanette, & qui ſe trouva à l'entour de cette Fontaine, & le long du coulant de l'eau. On en fit la diſtillation ſuivant le dégré de feu qu'il falloit ; à cet effet

effet on la mit dans une retorte de verre qu'on luta bien aux jointures & qu'on garnit de son recipiant ; au commencement de la distillation il sortit une eau douce comme le flêgme de vitriol : On la mit à part. Après on augmenta le feu, & par ce moïen on fit distiller tout le Mercure qui y étoit contenu. Il étoit aigre au goût à peu près comme l'esprit vitriolique de fer.

Quoi qu'on eût mêle ce Mercure avec le Sel qu'on tira pareillement de cette fange, il ne se fit néanmoins aucune fermentation ni aucune effervescence, mais le Sel se fondit à l'instant dans cet esprit; ensuite on le mit dans une petite retorte au feu de sable, & par la distillation on en tira une eau qui n'avoit presque aucune aigreur ; le reste du Mercure, & le Sel s'étant figés ensemble, ils se corporifierent, & firent par leur mêlange un corps blanc comme albâtré, & qui étoit d'un goût mêlé d'aigreur & de douceur.

Le Sel qu'on trouva par le moien de la filtration & de l'évaporation dans le *caput mortuum*, ou plûtôt dans les féces de cette boué étoit de figure héxagone semblable à celui qu'on avoit tiré de l'eau de la Fontaine après la distillation faite.

De cette épreuve on en vint à une autre

tre ſur la même fange, on en prit en aſſés grande quantité : On la fit ſecher, & pour découvrir ſi elle ne contenoit point quelques particules de Métal, on la broïa avec une doſe convenable de Salpêtre, de verre pulvériſé, de Sel de tartre, & de pierre ponce. Tout cela étant ainſi mêlangé on le mit dans un creuzet au feu de rouë, ou de fuſion, pour voir s'il ne faiſoit point un précipité de quelque Métal. Mais quoi-qu'on eût pris toutes les précautions néceſſaires pour cela, quoi-qu'on eût fait durer le feu fort long tems, & qu'après avoir laiſſé rafroidir le tout, on eût caſſé le creuzet, on n'y trouva qu'une matiére ſemblable à la craſſe de fer, & qui ne pouvoir paſſer que pour un principe imparfait de Mars.

On ſe contenta de ces deux expériences ſur la fange, & comme ce n'étoit que par rapport aux eaux qu'on avoit fait ces épreuves, on ne s'y arrêta pas d'avantage, mais on retourna à l'examen de celles-ci ; & pour ſavoir ſi elles n'étoient point mêlangées de quelques particules de Vitriol, on les fit boüillir avec de la noix de galle romaine, mais elles ne prirent pas plus de teinture que l'Eau commune ; néanmoins ſi elles avoient contenu quelques particules bien ſenſibles de Vitriol, elles ſe ſeroient teintes d'une couleur noirâtre, & elles ſe ſeroient converties en encre; ainſi puiſque l'effet qu'on en attendoit n'eſt pas néanmoins arrivé en conſéquence de cette épreuve, c'eſt une marque qu'il n'y à dans cette eau qu'un mélange virtuel, ou peu ſenſible de particules acides de la nature du Vitriol de Mars & d'un Nitre aſſez imperceptible & très ſubtil.

Pour plus grand éclairciſſement on fit bouïllir dans cette eau du bois d'inde découpé en petites tranches, pour connoitre ſi elle ne prendroit point une plus forte teinture que l'Eau commune: Et afin qu'il ne manquat rien à cette épreuve, on eut la précaution de faire à part en même tems la tentative avec du même bois dans de l'Eau commune; on trouva que l'Eau Minerale avoit pris une couleur plus fade que l'Eau ordinaire; ce qui fit comprendre qu'elle contenoit quelques eſprits diſſolvans de nature vitriolique & nitreuſe, & c'eſt ce qui ſe confirma par l'épreuve ſuivante.

On fit liquefier ſéparément divers Sels dans ces Eaux Minerales; aſſavoir un Sel commun, un Sel de nitre, un Sel armoniac, un Sel de vitriol, & enfin un Sel d'Alun, pour ſavoir ſi les eſprits mineraux contenus

contenus dans ces Eaux les mortifieroient, *c'est-à-dire*, leur feroient changer de figure; s'ils modifieroient ou altéreroient leur configuration. Cette épreuve étant faite, après l'évaporation & cristallization, on trouva que le Sel commun avoit pris la figure Cubique, le nitreux la Cannelée, l'armoniac l'Exagone, l'alumineux la Pentagone, & enfin le vitriolique l'Heptagone. On remarqua aussi qu'après l'évaporation, tous ces Sels & particuliérement le vitriolique, & le nitreux, étoient mieux configurés après leur resolution dans ces Eaux qu'ils ne l'étoient auparavant.

Ensuite on continua l'épreuve par la précipitation de diférens esprits acides, & de diférentes huiles fixes, pour tâcher d'en séparer les principes; on emploïa pour cet effet diverses lampes presque pleines de ces eaux dans lesquelles on instilla de l'esprit de vitriol. On remarqua que dans cette mixtion il se faisoit quelque effervescence à cause des particules de Mars, dont ces Eaux étoient impregnées: Lorsqu'on les émouvoit un tant soit peu, il se faisoit un précipité d'un sédiment de couleur d'ochre, ou pour mieux dire de la roüille de fer; on fit de même une décantation d'eau qui dura fort long-tems, & pendant la plus grande exaltation, il se fit un précipité magisterial qui étant déflegmé étoit d'un goût presque insipide; ce précipité se fit dans une livre d'Eau Minerale.

Cette élaboration Chimique ne manquera pas de surprendre bien des gens qui ne peuvent s'imaginer qu'un esprit acide, puisse précipiter un autre esprit acide qui est impregné d'une matiére dissoluble. Mais ceux qui sont versés en spargirie savent assés par des fréquentes expériences que cela peut arriver, & que chaque corps s'allie toûjours avec son semblable, laissant le corps dissous précipité au fond: Par exemple, dans la préparation du magistére de beure, de perle, de corail, dissouts prémiérement dans du vinaigre distillé & alkalisé, sur lequel on a jetté goutte à goutte l'esprit de vitriol ou de soulfre, il se fait au fond un précipité d'un magistére blanc comme neige, & le vinaigre qui auparavant étoit doux est revivifié, je veux dire qu'il reprend sa prémiére aigreur depuis cette précipitation, & est tout propre à être cohobé, *c'est-à-dire*, à souffrir une nouvelle resolution.

On continüa la précipitation dans l'esprit de Sel, mais il ne s'ensuivit aucune effervescence, il arriva seulement qu'on trouva dans

dans le précipité qu'il s'en fit une égale quantité d'esprit de Sel, mais un tant soit peu plus doux, & qui avoit un goût tirant sur l'aigre. L'eau-forte simple & l'eau de trois produisirent le même effet, laissant l'eau claire sans effervescence, & d'une saveur aigre.

En y instillant l'esprit acide du Sel armoniac, il s'y fit quelque effervescence sans aucun précipité; en y jettant de l'esprit acide & salé du Sel armoniac, il ne s'ensuivit aucune effervescence, ni précipitation: Mais avec l'esprit acide de crême de tartre, on fit une effervescence & un précipité d'un magistére semblable à celui de l'esprit de vitriol, dont nous avons ci-devant parlé. On tenta la resolution de ce magistére par l'esprit de vin, pour connoître s'il étoit de la nature du Soulfre ou du Mars, mais sans succès; étant resté en entier dans ce dissolvant: On mit ensuite ce magistére dans un petit verre sur les cendres chaudes, pour éprouver s'il exhâleroit quelque odeur, mais il n'en sortit aucune.

On tâcha aussi de faire un précipité avec de l'huile, & un autre avec un Sel fixe liquefié; & commençant par l'huile de tartre, on l'instilla dans ces eaux; s'y étant

 imbibée

imbibée, il se fit un précipité d'un magistére de la couleur de la roüille de fer, qui étant déflegmé pesa quatre grains; ce précipité se fit dans une livre d'eau. L'huile fixe de nitre eût le même effet, avec cette différence cependant, que le précipité de ce magistére fût un peu plus chargé de la couleur de roüille de fer, que le précédent. L'huile fixe de ce Sel ne fit rien, parce qu'elle ne causa aucune fermentation dans l'eau.

Il n'en fut pas de même de l'huile d'urine humaine, aïant causé une effervescence plus grande que l'huile de tartre, elle fit un précipité d'un magistére plus considérable; ce qui donna à juger qu'il y avoit dans ces eaux beaucoup de cette huile mélangée avec les esprits, & que c'étoit là la cause pour laquelle il y avoit une plus grande effervescence, & qu'il s'étoit fait une précipitation plus forte; l'expérience qu'on fit sur plusieurs Malades qui prirent ces eaux, & qui étoient pleins d'obstructions, & d'humeur tartarées confirma cette pensée: Car leur derniére urine contenoit beaucoup de cette matiére vitieuse qui exhaloit une très-mauvaise odeur.

Cette décharge d'humeurs peccantes ne se faisoit pas sans procurer un grand soulagelagement aux Malades. Pour plus grande assûrance, on fit encore l'épreuve avec de l'urine de ces Malades, avec cette seule différence, que l'on tiroit plus de Sel volatil de celle des uns, & plus de Sel fixe de celle des autres : Voilà qu'elle fût l'Analyse des Eaux Minerales de Courmayeur ; il est bon maintenant d'y faire quelques réflexions.

CHAPITRE QUATRIÈME.

Réflexions sur l'Analise.

LE but de l'Analise Chimique, tend comme l'on sait à développer, & à découvrir les principes des mixtes, afin qu'on en puisse mieux connoître la nature & les proprietés ; de sorte que plus une Analise nous donne de connoissance de la chose que nous examinons, plus aussi est elle exacte & parfaite : Mais où en trouver une qui soit achevée ? Les Secrets de la Nature sont si impénétrables que c'est pour l'ordinaire consumer son tems en des recherches inutiles, que de vouloir les approfondir ; il ne faut

faut pas néanmoins pour cela se décourager, ni croire que sur bien des choses l'on ne puisse à force de travail & d'examen faire plusieurs belles découvertes, sur lesquelles nous puissions nous assûrer: l'Analise que je viens de rapporter nous en donne une preuve très-convaincante. Elle nous découvre par le moïen de plusieurs expériences curieuses la nature des Eaux Minerales de Courmayeur; elle nous donne à connoître qu'elles ne contiennent en elles aucun principe venimeux, ni tant soit peu nuisible; & elle fait voir qu'elles en ont au contraire plusieurs de très-salutaires, comme sont les Esprits & le Sel de vitriol, d'alun, de nitre, de soulfre &c. Il est vrai qu'elle n'est pas des plus raisonnées, & que même elle attribuë assés mal à propos à ces Eaux, de l'huile d'urine humaine, & du Sel armoniac; d'ailleurs elle ne marque pas la différence qu'il y a entre l'Eau de *la Margueritte* & celle de *la Victoire*; mais à cela près elle est assés juste, comme on pourra le connoître par les Chapitres suivans, où je rapporterai une Analise que j'ai faite moi-même pour reconnoître encore les choses de plus près.

CHAPI-

CHAPITRE CINQUIÉME.

De l'origine des Eaux de la Margueritte & de la Victoire.

IL feroit aifé de connoître la nature de ces Eaux, fi on favoit au fûr leur origine, mais à moins que de foüiller jufqu'à leur naiffance on ne peut guéres avoir que des conjectures, & des probabilités là-deffus: Il eft croïable néanmoins que comme des eaux aigrettes, elles ont la même origine que les autres ; fur ce pied elles fe forment, felon *Ettmuller*, quand l'eau en paffant par les cryptes, & les conduits foûterrains, s'impregne de l'acide hermetique, ou du Sel fubacide, volatil, éfurin ou central ; après quoi venant à couler par des veines métalliques, & principalement par des veines de fer non meures & imparfaites, il arrive que l'efprit fubacide éfurin, qui eft dans cette eau, corrode la veine de fer non meure, & charge en même tems l'eau des atômes du Mars, qui fe trouvent diffoûtes plus ou moins, ſelon que l'eau eſt impregnée de l'eſprit acide volatil, & ſelon que la miniére eſt riche en fer : L'eau au ſortir de là eſt d'une ſaveur acide ſubauſtére, qui tient ſon acidité du Sel acide central, & ſon auſtérité adſtringente de la veine du fer qui a été corodée : Le Sel qui impregne l'eau, doit ſon origine aux eſprits ſulphureux enflâmés & fondus en terre, qui donne à l'eau la vertu de diſſoudre les métaux & les veines métalliques non meures & imparfaites.

Voilà l'origine & la nature des eaux aigrettes; ce ſentiment confirmé par *Vanhelmont* dans ſes Paradoxes, & par *Rochas* Autheur François, qui s'eſt donné la peine de foüiller une Fontaine Minerale acide juſqu'à ſa naiſſance, ou étant parvenu, il a trouvé que l'eau acide paſſoit au travers d'une veine de fer ou de cuivre, qui étoit rongée, & qu'au ſortir de là elle étoit Minerale & Medicale.

Il faut avoüer que ce n'eſt point là la ſeule & unique maniére dont ſe forment les Eaux acides & minerales. Monſieur *Torini*, ci-devant prémier Medecin du Roi, & prémier Profeſſeur en la Faculté de Medecine de Turin, croit que les Eaux Minerales de Courmayeur, ont d'abord été produites dans des minieres de vitriol & de Mars, & qu'après elles ont été échauffées & cuites dans leurs canaux & reservoirs soûterrains par la chaleur centrale de la terre, & impregnées de diverses particules volatiles de Sel, comme il arrive à toute sorte d'eau qui coule dans les veines qu'elle a dans la terre. Il ajoûte que la terre seule disposée à la production de ces eaux en est la principale cause, par le moïen d'une fermentation qu'occasionne un acide universel, & qu'ensuite d'une décantation les particules les plus solides, & les plus fixes se congêlent & se corporifient dans la miniére, tandis que les autres dispersées çà & là, & plus volatiles se mêlangent avec les eaux qui suivent leur cours, & s'y liquefient, ensorte que les mines & ces eaux se forment dans une même matrice de la terre.

Suivant ce Systéme, il conclud que les principes de ces eaux, sont le vitriol qui domine, Mars ensuite, & en troisiéme lieu les particules salines, mais en petite quantité. De plus que quand ces eaux passent par leur canaux soûterrains, elles n'entraînent avec elles aucunes particules minerales, parce-que si cela étoit elles seroient troubles; & qu'elles ne sont pas non plus formées de ces vapeurs exaltées des miniéres congelées & condensées, puisqu'elles contiennent des particules de Sel.

Voila le sentiment de Monsieur *Torini* sur l'origine des Eaux Minerales de Courmayeur, je l'embrasserois volontiers, mais il ne satisfait pas en tout, & je ne vois pas en l'admettant tel qu'il est, comment il est possible que ces eaux soïent alumineuses, comme il est incontestable qu'elles le sont; ni comment elles déposent le long du canal par où elles s'écoulent dans la Doëre des particules de Calibé, d'Alun & du Sel de Mars, comme je le dirai en son lieu; il me paroît vrai-semblable que ce sont des eaux de neige qui s'insinuans depuis le haut des Montagnes jusques au pied par des conduits qu'elles rencontrent, passent par différentes veines, les unes de vitriol de Mars, les autres d'alun, & que dans leurs cours, elles se mêlent avec d'autres eaux formées des vapeurs des miniéres exaltées, congelées & condensées dans des cryptes soûterraines. Peut-être aussi se forment-elles en partie de la maniére que le dit Monsieur *Torini*; ce qui fait qu'elles sont impregnées de différens esprits qui s'évaporent aisément par le transport de ces eaux; cela étant il n'est pas fort diffici-

difficile de concevoir comment elles s'échauffent : L'esprit de vitriol mêlé avec des particules de Mars excite une fermentation, & c'est là le principe de leur chaleur, qui n'est petite que par rapport au long trajet qu'elles font ensuite dans leurs conduits soûterrains, ou bien à cause que la fermentation est legére. Il n'est pas moins aisé de concevoir comment elles sont impregnées d'un nitre subtil & volatil ; chacun sait qu'il s'en forme assés dans les antres de la terre, & que l'eau de neige en contient ; que si ces eauz sont claires & cristallines, quoi qu'elles passent par différentes veines de Minéraux, cela vient de ce que souffrent différentes philtrations dans leur cours, elles se déchargent des particules minerales les plus grossiéres, & ne retiennent que les plus legéres, & en petite quantité, comme on le connoît par le moïen de l'évaporation ; elles ne doivent point être jaunâtres, quoi qu'elles soient sulphurées, parce qu'elles ne contiennent qu'un souffre subtil qui se trouve toûjours dans les miniéres de vitriol ; voilà mon sentiment sur l'origine des Eaux Minerales de *la Margueritte* & de *la Victoire* ; j'en marquerai les principes dans les Chapitres suivans, qui ne serviront pas peu à confirmer ce que viens de dire ; j'ai parlé ici également de ces deux Fontaines, & j'ai attribué la même origine à leurs Eaux, mais il ne faut pas s'en étonner, puisque la différence qui est entre elles, n'est que du plus au moins, & que dans l'Eau de *la Victoire* il y a un peu de Sel commun, au lieu que dans celle de *la Margueritte* il ne paroît pas qu'il y en ait : Ainsi l'on peut dire, qu'outre ce que j'ai rapporté, l'Eau de *la Victoire* passe dans des miniéres de Sel, dont elle entraîne quelques particules.

CHAPI-

CHAPITRE SIXIÉME.

Que les Eaux de la Margueritte & de la Victoire sont sulphurées.

LES Eaux de l'une & l'autre Fontaine étant claires & cristallines, comme on l'a vû au commencement de ce Traité, il semble que nous devrions conclurre suivant les principes de Mr. *Buccini* qu'elles ne peuvent être sulphurées ; „ parce *dit-il,* „ qu'il est impossible qu'une Eau claire & „ cristalline, soit impregnée de soufre, qui „ la rendroit nécessairement, teinte d'une „ couleur rougeâtre „ ; mais ce seroit là, à mon avis juger des choses un peu trop à la legére ; car, quoi qu'il soit ordinaire que le soufre donne la teinture roussâtre à l'eau, cela n'arrive pas néanmoins toûjours : Pour en être convaincu, il ne faut que faire attention à la nature du soufre, & à ses différentes espéces.

Les Philosophes & les Chimistes conviennent que ce qu'on appelle soufre, est un corps dont les parties sont rameuses & entrelacées les unes dans les autres, ou bien pour

pour parler plus exactément, le soufre est un acide envelopé, ou embarrassé dans une matiére onctueuse qui émousse les pointes des sels, défend les corps, & les conserve de la corruption. Ils conviennent de plus, qu'il y en a d'une infinité de sortes, à cause de la différente figure, structure, & grandeur de leurs parties qui sont presque infinies, soit parceque la matiére est divisible à l'infini, ou du moins à l'indéfini, soit parceque le soufre étant composé des parties de la matiére étherée qui s'unissent les unes aux autres, il faut qu'il y en ait d'autant de sortes qu'il y a de maniéres différentes dont se peuvent unir les parties de cette matiére.

Quand cette vérité ne seroit pas incontestable, il faudroit toûjours nécessairement distinguer deux sortes de soufres; l'un qu'on nomme soufre fixe, qui ne s'éxhale que difficilement par le moïen de la chaleur, à cause que ses parties sont fort grossiéres, & fort rameuses; l'autre qu'on nomme volatil, dont les parties étant beaucoup plus délicates, & les rameaux beaucoup plus petits, sont facilement mis en mouvement, & enfin peuvent s'exhaler facilement par le moïen d'une chaleur médiocre.

De cette vérité il est aisé de conclurre, qu'il

qu'il n'eſt pas impoſſible qu'une Eau ſulphurée reſte claire & criſtalline, lors qu'elle ne contient qu'un ſoufre volatil, & en petite quantité : La raiſon en eſt, que ce ſoufre volatil étant peu ſenſible, & d'ailleurs en petite quantité dans une autre liqueur, n'eſt pas capable de lui faire prendre de la teinture. Cela paroîtra encore plus vrai ſi on fait réflexion qu'il y a des ſoufres volatils, dont la couleur approche fort de celle d'une Eau claire & criſtalline, tels ſont les ſoufres exaltés bien rectifiés. J'ajoûterai que ſi les parties terreſtres déliées qu'elles qu'elles ſoient n'empêchent point que l'Eau avec laquelle elles ſont mélangées ne reſte claire & criſtalline, lors qu'il y en a en petite quantité, les parties viſqueuſes pareillement en petite quantité ne doivent pas l'empêcher néceſſairement ; comme en effet elles ne l'empêchent point, ainſi qu'il eſt aiſé de s'en convaincre par l'expérience : On ne peut donc pas conclurre qu'une Eau n'eſt pas ſulphurée à cauſe qu'elle eſt criſtalline. Que ſi ces raiſons ne ſont pas aſſés fortes pour convaincre les Fauteurs de Mr. *Duccini*, qu'ils s'en rapportent au moins aux faits & aux expériences : Vit-on jamais des Eaux plus claires & plus criſtallines que celles d'*Aqui* dans le *Montferrat?* Peut-on douter cependant qu'elles ne ſoient ſulphurées ? Sur-tout celles de la Fontaine ſur-nommée *la Boüillante*, qui, le long de ſon canal dépoſe un ſédiment impregné de ſoufre : Mais venons maintenant aux preuves qui perſuadent que les Eaux de *la Margueritte*, & de *la Victoire* ſont de cette nature.

La prémiére eſt, que ces Eaux exhalent ſur la Fontaine une odeur de ſoufre & de vitriol, preuve à la vérité aſſez équivoque d'elle-même ; mais elle eſt ſoûtenuë par d'autres qui doivent contenter tout eſprit raiſonnable.

La ſeconde eſt, qu'à un pas ou environ des deux ſources, le long du canal par où les Eaux s'écoulent, on remarque que ces Eaux ſont reluiſantes à leur ſurface, ſur-tout lorſque le Soleil vient à darder ſes raïons deſſus, en ſorte qu'on diroit qu'elles ont une petite pellicule fort mince, qui les couvre, ce qui ne peut paroître que parce qu'il y a des particules d'un ſoufre très-ſubtil qui les ſurnage ; j'ai fait cette remarque à l'une & à l'autre Fontaine.

Je dirai de plus, qu'après avoir mis de la noix de galle en infuſion dans l'Eau de de la *Victoire*, & l'y avoir laiſſé pendant l'eſpace de vingt-quatre heures, j'ai trouvé que cette Eau toute froide qu'elle étoit, avoit pris la teinture noire; qu'au-deſſus il s'étoit formé une petite pellicule reluiſante, ſemblable à celle dont je viens de parler; & qu'au fond il s'étoit fait un précipité d'un magiſtére blanchâtre, & ſemblable au lait caillé. L'Eau de *la Margueritte* fait le même effet; la raiſon de ceci vient, à ce qu'il me paroît, de ce que par le moïen de cette infuſion les acides ſe ſont détachés des particules de ſoufre dans leſquelles ils étoient embarraſſés, ce qui a fait ſurnager les particules ſulphurées, ou bien les alkali de la noix de galle ont diſſoût le ſoufre de ces Eaux qui s'eſt élevé enfin à leur ſurface; pour ce qui eſt de la teinture noire que l'Eau a priſe & du précipité d'un magiſtére blanchâtre qui s'eſt fait, j'en parlerai dans la ſuite.

J'ajoûterai ici pour mon ſujet que j'ai fait faire ſéparément l'évaporation des Eaux de l'une & de l'autre Fontaine, & que pendant qu'elle ſe faiſoit, l'Eau de *la Margueritte* ſur-tout exhaloit une odeur ſemblable à celle qu'exhale la préparation du Sel Policrete, *c'eſt-à-dire*, une odeur de ſoufre & de nitre, ce qui eſt une ve affés connuë que ces Eaux font impregnées de foufrè.

Une troifiéme preuve eft, que ces Eaux de *la Margueritte* & de *la Victoire*, étant échauffées obfcurciffent l'argent, & que leur fumée lui donne la couleur rouffâtre & jaunâtre, ce qui eft une marque certaine qu'elles font fulphurées.

Remarquez pour confirmation, qu'aïant délaïé dans l'eau de Puis du fédiment, que dépofe l'Eau de *la Victoire* le long de fon canal, & aïant fait boüillir cette diffolution, j'ai trouvé qu'elle donnoit une odeur de foufre des plus fortes, & qu'elle teignoit la baffine de la même maniére que fait le foufre. J'ajoûterai que cette Eau, quoi-que mêlangée avec le Sirop violat, étoit un peu jaunâtre après la philtration, & gardoit toûjours l'odeur de foufre; la même chofe eft arrivée avec le fédiment des Eaux de la *Margueritte.*

Une quatriéme preuve eft, que la Mine de vitriol contient toûjours du foufre: Ainfi l'on ne peut point douter que les Eaux de Courmayeur n'en foïent impregnées, puis qu'elles paffent par une Mine de vitriol, comme je vais le montrer dans le Chapitre fuivant.

CHAPI-

CHAPITRE SEPTIÈME.

Que les Eaux de la Margueritte & de la Victoire ſont Vitrioliques.

SI une opinion univerſellement reçûë étoit toûjours une régle ſûre & certaine pour juger ſainement des choſes, il ſeroit inutile de mettre en queſtion, ſi les Eaux de *la Margueritte* & de *la Victoire* ſont chargées de vitriol, puiſ-qu'il paſſe pour indubitable chez tous ceux qui connoiſſent ces Eaux, qu'elles ſont telles en effet : Mais comme il arrive aſſés ſouvent que ce qui eſt plus univerſellement reçû, n'eſt pas toûjours le plus conforme à la vérité, ſur-tout lorſqu'il s'agit de ces matiéres dont la connoiſſance dépend d'un grand raiſonnement & d'un ſérieux examen, je crois qu'il eſt très-convenable de nous arrêter à la conſidération de cette vérité.

Outre les preuves que l'Analiſe fournit pour nous perſuader que ces Eaux ſont vitrioliques, j'en donnerai quelques-unes qui me paroiſſent inconteſtables ; les voici.

Les Chimiſtes conviennent que le vitriol eſt un Sel compoſé de parties métalliques de fer, ou de cuivre, ou de l'un & de l'autre; rongées par un eſprit acide, ſulphureux; qu'il eſt âpre & ingrat; & que les eaux qui en ſont chargées ont auſſi la même ſaveur: Une marque donc pour connoître ſi une eau eſt vitriolique, eſt le goût âpre & ingrat, qui diſtingue le vitriol de tout autre Sel; ainſi comme nous le trouvons dans les Eaux de *la Margueritte* & de *la Victoire*, n'avons-nous pas ſujet de croire qu'elles ſont vitrioliques?

Pour en être mieux convaincu, il ne faut que mettre en infuſion de la noix de galle dans ces Eaux, il eſt ſûr que ſi elles ont du vitriol, elles ne manqueront pas de recevoir la teinture noire, ou du moins la violette; j'ai fait cette épreuve avec les Eaux de *la Margueritte* & de *la Victoire*, & j'ai trouvé que la choſe réüſſiſſoit parfaitement; les Eaux commencérent d'abord à prendre la teinture violette & enfin la noire, & ce qu'il y a de plus particulier, eſt que l'Eau de *la Victoire*, après vingt-quatre heures d'infuſion de la noix de galle qui n'étoit nullement concaſſée, laiſſa au fond un précipité d'un magiſtére blanc & fût ſurnagée, comme je je l'ai dit, d'une pellicule reluiſante, ce qui montre que les particules de ſoufre s'étoient comme dégagées des acides, & que les alkalines avoient été précipitées.

Pour plus grand éclairciſſement, j'ai examiné la matiére qui eſt reſtée au fond de la baſſine après l'évaporation des Eaux de *la Victoire* & de *la Margueritte*, j'ai trouvé que le ſédiment de celles de *la Victoire* étoit gris blanc, & avoit quelques particules brillantes, ce qui venoit du Sel qui y étoit; que ſon odeur & ſa couleur tiroient ſur celle du vitriol; qu'outre cela il étoit fort ſalé, & avoit en même tems un petit goût de terre; étant jetté ſur le charbon ardent, il ne ſe faiſoit ni détonnation, ni flâme, il prenoit une couleur tirant ſur le rouge approchant du colchotar & éteignoit le charbon.

Celui de *la Margueritte* étoit d'un jaune pâle, & avoit pareillement pluſieurs parties brillantes; étant jetté ſur le feu, il ne faiſoit ni flâme, ni détonnation, non plus que celui de *la Victoire*, en un mot il lui reſſembloit parfaitement en tout, excepté qu'il étoit d'un goût un peu moins ſalé & plus terreſtre, & que ſur le charbon il prenoit la couleur de roüille de fer.

Je fis enſuite calciner ſeparément l'un & l'aul'autre ſédiment, par la calcination ils prirent tous deux la couleur de cendre obſcure ; aïant jetté enſuite cette matiére calcinée dans de l'eau commune, j'en fis la philtration, & après l'évaporation juſquà conſomption totale d'humidité, je trouvai que ce qui reſta au fond étoit fort ſalé, & tenoit quelque choſe du vitriol, cauſant des nauſées ; je fis la même choſe avec le ſédiment qui ſe forme le long du canal de l'une & l'autre Fontaine, & le ſuccès fût égal. Je ne parle point ici des parties terreſtres, qui furent ſéparées des Sels par le moïen de la philtration ; ce ſera en partie le ſujet d'un Chapitre ; il me ſuffit ſeulement de faire à préſent deux remarques ſur cette opération Chimique : La prémiére qu'il paroît aſſés clairement par là que les Eaux de *la Margueritte* & de *la Victoire* ſont vitrioliques : La ſeconde, que le vitriol dont elles ſont impregnées eſt un vitriol de Mars ; la couleur de rouïlle de fer, & celle de colchotar que prit le ſédiment de ces Eaux étant jetté ſur le charbon, en ſont une aſſés bonne preuve : D'ailleurs la couleur du ſédiment qui ſe trouve le long du canal de chaque Fontaine, le montre aſſés clairement. Qui ne ſait que c'eſt le propre

pre d'une Eau qui eſt principiée d'un vitriol de Mars, de dépoſer un ſédiment rouſſâtre à quelques endroits, & jaunâtre en d'autres ; & enfin le Sel extrait de ces Eaux eſt un vrai Sel de Mars, il en a le goût, la couleur, & produit les mêmes effets.

Pour me convaincre d'avantage que ces Eaux étoient vitrioliques, je pris trois verres ; dans l'un deſquels je mis de l'Eau de *la Victoire* ; dans le ſecond de celle de *la Margueritte* ; & dans le troiſiéme de l'Eau de Puis dans laquelle j'avois inſtillé de l'eſprit de vitriol, après quoi je jettai dans chacun une pincée de limure de fer pour voir s'il ſe feroit dans les Eaux Minerales comme dans l'Eau commune, (où j'avois jetté de l'eſprit de vitriol,) une fermentation, & qu'elle elle ſeroit ; je remarquai donc qu'il s'en faiſoit une dans toutes les trois, avec cette différence cependant, que dans l'Eau commune la fermentation fût plus forte que dans les deux autres ; & dans celle de *la Victoire* plus grande que dans celle de *la Margueritte* : Pour plus grande aſſûrance je mis un tant ſoit peu d'eſprit de vitriol dans les Eaux Minerales pour voir ſi la fermentation s'augmenteroit, ce qui arriva auſſi-tôt ; & afin qu'elle ne surpassât point celle qui se faisoit dans l'Eau commune, j'ajoûtai de nouveau de l'esprit de vitriol à cette troisiéme, de sorte que les fermentations parûrent égales; avec cette seule différence que dans l'Eau de *la Victoire* il y avoit plusieurs petites bouteilles, non seulement au fond du verre sur la limure de fer, mais encore aux côtés de ce verre; au lieu que dans les deux autres il n'y en avoit qu'au fond sur la limure, & que dans l'Eau commune la fermentation dura un peu plus, à cause apparemment qu'il y avoit plus d'esprit de vitriol, les bouteilles étoient aussi un peu plus grosses dans cette derniére.

Après cette épreuve, je ne crois pas qu'on puisse douter que les Eaux de *la Victoire* & de *la Margueritte* ne soient vitrioliques; il faut seulement remarquer ici que celles de *la Victoire* sont beaucoup plus chargées de vitriol que celles de *la Margueritte*, puisque la fermentation a été plus forte dans les prémiéres que dans les secondes: Aussi s'apperçoit-on facilement au goût, de cette différence, à peine peut-on tenir un moment la langue dans celles de *la Victoire* à leur source, à cause d'un violent

violent piquottement, qui ne se fait point sentir dans celles de *la Margueritte.*

CHAPITRE HUITIÈME.

Que les Eaux de la Victoire & de la Margueritte sont alumineuses.

LE grand rapport que l'alun a avec le vitriol fait que l'on ne peut que très-difficilement reconnoître au goût si les Eaux de *la Margueritte* & de *la Victoire* sont alumineuses en même tems que vitrioliques.

Le vitriol, comme je l'ai dit, est composé d'un esprit acide sulphureux, & d'un métal rongé; pour l'alun c'est un esprit de soufre congelé, & uni à une substance terrestre, tant soit peu transparante & appellée alun; le goût de l'un & de l'autre Sel, est à peu près le même, ils ont tous deux une saveur acide & âpre, avec cette différence seulement, que le vitriol est un peu plus âpre & d'un goût plus ingrat que l'alun: Quel moïen donc de pouvoir reconnoître par là, si les Eaux Minerales de Courmayeur ſont alumineuſes & vitrioliques tout enſemble ; ainſi il faut néceſſairement recourir à d'autres épreuves pour s'éclaircir ſur cette difficulté.

La prémiére tentative que j'ai faite pour connoître ſi véritablement, il y avoit de l'alun dans les Eaux de *la Margueritte* & de *la Victoire* a été celle-ci ; perſuadé que ſi dans un verre d'Eau où il y aura de l'alun liquefié, on inſtille de l'huile de tartre, l'eau dévient tout auſſi-tôt blanche comme du lait avec quelque coagulation, & que ſi on y verſe un peu d'eſprit de vinaigre, tout ce qui étoit blanc ſe précipite auſſitôt au fond du verre, & enfin qu'après la ſéparation de ce précipité, l'Eau reprend ſa couleur naturelle ; perſuadé, dis-je, de cet effet, j'ai inſtillé de l'huile de tartre dans de l'Eau de *la Victoire*, auſſi-bien que dans celle de *la Margueritte*, auſſi-tôt l'une & l'autre eſt devenuë toute blanche, avec une coagulation qui a été aſſés conſidérable, enſuite de quoi j'ai verſé dans cette même Eau de l'eſprit de vinaigre & toute cette coagulation s'eſt précipitée ſubitement au fond, & l'Eau a repris ſa couleur naturelle ; preuve évidente, à ce qu'il me paroît, qu'il y a de l'alun dans ces Eaux.

En-

Ensuite de cette épreuve, j'en ai fait une autre qui n'est pas moins belle, ni moins curieuse; J'ai mêlangé de l'Eau de chaux déja vieille avec celle de *la Victoire* & de *la Margueritte* dans deux verres différens, & par ce mêlange elles sont devenuës troubles & blanches, ensuite elles se sont éclaircies, & il s'est fait un précipité d'un magistére blanc & insipide, avec une legére nuée au-dessus: Pour connoître quel principe renfermé dans ces Eaux Minerales avoit causé cet effet, j'ai pris cinq verres remplis d'Eau de Puis; dans le prémier j'ai fait liquefier de l'alun; dans le second du nitre; dans le troisiéme du Sel armoniac; dans le quatriéme du vitriol romain; & dans le cinquiéme j'ai versé de l'Eau sulphureuse que j'avois faite de cette maniére; j'ai mis de l'Eau de Puis avec du soufre dans une bassine, que j'ai fait mettre sur le fournau à un feu assés grand, quand je me suis apperçû que l'Eau étoit suffisamment impregnée de Soufre, je l'ai coulé au travers d'un linge assés épais pour en séparer les parties les plus grossiéres du soufre, & cette eau est devenuë de nouveau presqu'aussi claire qu'auparavant: J'ai jetté ensuite dans ces cinq verres de la même eau de chaux dont j'ai parlé ci-devant, & l'eau sulphureuse à changé aussi-tôt de couleur, & est devenue blanchâtre ; celle d'alun a pris à peu près la même couleur ; celles d'armoniac & de nitre se sont à ce qu'il m'a parût encore plus éclaircies ; & enfin celle de vitriol a pris la couleur d'un jaune obscur, peut-être par ce que l'eau étoit déja auparavant un tant soit peu jaunâtre, & il s'est fait en même tems un précipité d'un magistére d'un verd obscur; aprés quoi j'ai instillé dans cette mixtion de l'esprit de vinaigre qui à éclairci l'eau de soufre, aprés cependant qu'elle à eû fait sa nuée; dans celle d'alun il s'est fait un précipité d'un magistére blanchâtre qui s'est enfin élevé, & s'est joint à la nuée qui s'étoit faite en même tems & qui étoit de la même couleur; dans celles de nitre & d'armoniac il s'est fait seulement une legére fermentation ; & enfin dans celle de vitriol il s'est fait un nouveau précipité d'un magistére jaunâtre, & le prémier est devenu plus fort. Ceci m'a fait conjecturer que c'étoit l'alun sur-tout qui avoit été cause de l'effet, dont j'ai ci-devant parlé, je veux dire de ce que par le mêlange de l'eau de chaux avec les Eaux Minerales de Courmayeur ; celles-ci se sont blanchies, & ensuite

ſuite ſont devenuës claires après avoir fait leur nuée, & en même tems un précipité d'un magiſtére blanc & inſipide.

J'ai dit que c'étoit l'alun ſur-tout qui avoit cauſé cet effet, parce-que le ſoufre peut y avoir contribué, comme on peut le voir par ce que j'ai dit ci-deſſus.

Il eſt à propos à ce qu'il me ſemble, d'ajoûter à toutes ces preuves une remarque aſſez importante, qui eſt que les particules terreſtres, que ces Eaux Minerales, (mais ſur tout celles de *la Victoire*) laiſſent en ſédiment apres l'évaporation, ſont toutes ſemblables à la terre d'alun ſoit pour la couleur, ſoit pour le goût, & ainſi qu'il eſt très-probable que ces Eaux ſont alumineuſes, & je crois même que les Eaux de *la Victoire*, n'ont un goût plus fort & plus picquottant que celles de la *Margueritte*, que parce-que celles là ſont plus alumineuſes.

Quoi qu'il en ſoit je donnerai pour derniére preuve de mon ſentiment, que les eaux de l'une & de l'autre Fontaine laiſſent en ſédiment après l'évaporation, pluſieurs particules ſemblables au Sel gemme, ce qui eſt une marque qu'elles ſont impregnées d'alun.

CHAPITRE NEUVIÉME.

Que les Eaux de la Margueritte & de la Victoire sont nitreuses.

POUR connoître si ces Eaux étoient nitreuses, j'ai pris du sédiment de l'Eau des deux Fontaines, je l'ai fait calciner, & après la philtration & l'évaporation, j'ai pris la matiére qui restoit, je l'ai jettée sur le charbon, & j'ai vû qu'elle se fondoit & exhaloit une odeur qui tiroit sur celle du nitre, cependant elle éteignoit le charbon, ce qui n'auroit pas dû arriver, à ce qu'il paroît, s'il y avoit eû quelques particules de nitre dans ce sédiment; puisque c'est une proprieté de ce Sel d'allumer le feu; mais je crois que cela s'est fait, soit parce qu'il y avoit très peu de nitre, soit parce-que le nitre étoit mêlé avec d'autres Sels qui empêchoient cet effet. Cette raison paroîtra vrai-semblable, si on fait attention aux épreuves que Messieurs *Ravetti* & *Campeggio* ont

ont faites, & qui ſont rapportées dans l'Analyſe.

Ce qui me fait croire ſur-tout, qu'il y a quelque peu de nitre dans ces Eaux, eſt ce raiſonnement, fondé ſur la nature même de ce Sel : On ne peut diſconvenir que le nitre ne ſoit un Sel ſalé, compoſé d'un acide & d'un Sel fixe terreſtre, unis & mêlangés enſemble : Pour en être convaincu, il n'y a qu'à prendre quelque Sel fixe, & le joindre à un eſprit acide, il en reſultera un tout qui ſera un nitre parfait ; la même choſe arrivera ſi on mêle l'eſprit de Sel avec le Sel de tartre fixe ; or on ne peut douter qu'il n'y ait un Sel fixe terreſtre dans les Eaux de la *Margueritte* & de *la Victoire*, auſſi-bien qu'un eſprit acide ; il faut donc qu'il y ait du nitre dans ces Eaux, ou du moins des principes qui faſſent le même effet que fairoit un nitre très ſubtil.

CHAPITRE DIXIÈME.

De la Terre qui est contenuë dans les Eaux de la Margueritte & de la Victoire.

OUTRE la terre d'alun que j'ai trouvée dans ces Eaux, j'en ai remarqué une autre qui me paroît d'argille ; elle en a toutes les marques & toutes les proprietés, mais il y en a très peu : Il ne faut pas s'en étonner puisque les Eaux sont claires & cristallines ; il ne faut pas être surpris non plus qu'il y en ait, puisqu'il est très-rare qu'une Eau qni passe par différentes sinüosités de la terre n'en entraîne toûjours avec soi quelques particules ; j'ai reconnu qu'il y avoit une petite portion de terre de la Montagne, parce qu'en faisant boüillir ces Eaux elles devenoient troubles, & j'ai jugé que cette terre étoit d'argille, parce qu'elle est grasse & onctueuse, & qu'elle en a les marques & les proprietés,

Je parlerai dans la Seconde Partie de la

la vertu de ce principe. Je dirai ici en passant que je n'ai rien trouvé qui ait pû me faire croire qu'il y eût dans les Eaux de *la Margueritte* & de *la Victoire* un Sel armoniac, ni de l'huile d'urine humaine, comme l'Analise faite par Messieurs *Ravetti* & *Campeggio*, voudroit le persuader. Cependant je ne laisserai pas de parler de ces deux principes.

Pour ce qui est du sédiment que ces Eaux déposent dans leur cours le long de leurs ruissaux, qui est à quelques endroits tout semblable à la préparation du Calibé, & à d'autres endroits assés ressemblant à l'alun; j'en ai déja parlé suffisamment, aussi-bien que du Sel de Fontaine que l'Eau de *la Victoire* renferme. Je dirai seulement ici que j'ai reconnu que ce Sel étoit de Fontaine, parce qu'il a le même goût, la même couleur, la même figure, & que les Ramiers en grand nombre vont bequeter le sédiment où il y a de ce Sel.

CHAPITRE ONZIÉME.

De la Fontaine de la Saxe.

CETTE Fontaine sort du pied de la Montagne de *la Saxe*, comme je l'ai dit, son Eau est claire & cristalline, de même que les Eaux de *la Margueritte* & de *la Victoire*, elle exhale une odeur de soufre très-forte, & qui se fait sentir à une distance assés considérable; mais elle l'a perd par le transport, & n'a presque plus pour lors aucune vertu; elle est un peu aigrette, je crois qu'elle se forme de la maniére que je le vai dire. C'est une Eau de neige qui passe par des Mines de soufre, de plomb & d'alun; dans son cours soûterain elle est impregnée d'un esprit acide universel; elle dépose dans les différentes sinüosités de la terre par où elle passe les particules les plus grossiéres des métaux & minéraux qu'elle ronge, & y souffre plusieurs philtrations, ce qui est cause qu'elle est claire & cristalline, & qu'elle rend très peu de sédiment par le moïen de l'évaporation. Si elle n'est pas chaude, mais seulement temperée, cela ne ne viént que de ce qu'elle a peu d'acides pour exciter une forte fermentation, ou bien de ce qu'elle fait un trop long trajet dans le Roc ; je suis persuadé de tout ce que je viens d'avancer par les épreuves & les observations que j'ai faites sur ces Eaux pour en connoître la nature. Voici en peu de mots qu'elles elles sont.

Pour connoître si ces Eaux étoient sulphurées, j'y ai enfoncé une piéce d'argent qui a pris dans peu de tems la couleur d'un rouge obscur, marque certaine qu'elles contiennent du soufre, aussi l'odeur en est elle une preuve assés bonne. Il faut avoüer cependant que les autres expériences que j'ai faites pour plus grande assûrance, n'ont pas réüssi ; en vain y ai-je instillé séparément de l'esprit de vitriol & de celui de vinaigre, il ne s'est fait aucun précipité, l'esprit de vitriol y a causé seulement une legére fermentation. Ce qui m'a fait croire que ces Eaux ne contenoient qu'un esprit de soufre qui s'exhale fort facilement ; de là vient qu'étant transportées elles perdent entiérement l'odeur du soufre.

Je crois même qu'elles ne contiennent qu'un alun très-subtil, quoi-que l'expérience avec l'huile de tartre & l'esprit de vinaigre réüssisse assés bien. La raison qui me porte à le croire, est qu'elles ne donnent que très peu de sédiment par le moïen de l'évaporation, encore est-il de la Mine de plomb, comme la couleur, le goût, & la pesanteur le montrent clairement; pour m'en assûrer d'avantage j'en ai fait calciner dans un creuzet, & il est devenu toûjours plus pesant; d'où je concluđ qu'il est de la Mine de plomb, preuve d'autant plus incontestable que l'Eau qui fait ce sédiment sort du pied de la Montagne appellé *Saxe*, dans laquelle il y a quantité de miniéres de plomb, ce qui confirme admirablement bien mon sentiment.

J'ai trouvé dans ces Eaux, par le moïen de l'évaporation un Sel qui me paroît être un Sel de Saturne, mais il y en a très-peu; j'ai fait plusieurs autres épreuves, comme avec le sublimé corrosif, qui s'est aussi-tôt précipité au fond du verre. Ce qui prouve qu'il y a dans ces Eaux un Sel alkali, tel qu'est celui de Saturne sans préparation; celles que j'ai faites avec l'esprit d'urine humaine, & avec de l'eau-forte séparément, n'ont eû aucun effet; mais il ne faut pas être surpris de ce que l'eau-forte n'a rien fait sur ces Eaux, puisqu'elle qu'elle n'a aucun effet ſur les ſulphureuſes. Quant au Lingot d'acier que j'ai fait boüillir, il a pris une couleur obſcure, & avoit quelques tâches jaunâtres, d'où je conclus que les Eaux étoient ſulphureuſes & plombées; le Lingot de cuivre n'y a pris aucune teinture, ainſi elles ne contiennent rien de venimeux, ni de corroſif.

Suivant toutes ces expériences, il eſt aiſé de conclure que les Eaux de *la Saxe* ſont ſulphureuſes, alumineuſes, & plombées, & que comme le plomb y abonde, elles peuvent abſolument porter le nom de plombées.

FIN de la Prémière Partie.

TRAI-

TRAITÉ DES EAUX MINERALES DE COURMAYEUR.

SECONDE PARTIE.

SI pour marquer la vertu des Eaux Minerales de Courmayeur, & la maniére dont on en doit uſer, je m'étois propoſé de faire une Hiſtoire des guériſons ſurprenantes qu'elles opérent, étant priſes ſuivant les précautions accoûtumées, il me ſeroit aiſé de mon-

montrer que les uns ont été guéris d'Hydropisie commencée & même formée ; les autres d'Obstructions du Foïe, de la Rate, du Pancreas &c. Que plusieurs l'ont été de Colique Humorale ; de Fluxions salées & scorbutiques &c. Mais ces narrés ne sont guéres au goût des Savans dans cette sorte de matiére. Je crois qu'il est plus à propos de me servir du raisonnement, pour persuader de l'utilité de ces Eaux, sans m'éloigner de ce qu'une expérience journaliére nous en apprend.

Pour réüssir, je crois qu'il est convenable de marquer en prémier lieu, quelle est la vertu de chaque principe pris en particulier ; en second lieu, quels effets ils peuvent produire étant mélangés sépareparément avec de l'eau; en troisiéme lieu, qu'elle eſt leur vertu quand ils ſont réünis & liquefiés dans l'eau; enſuite je parlerai dans un Chapitre particulier de la vertu de l'Eau de *la Saxe*; enfin je marquerai l'ordre qu'on doit garder en prenant les Eaux, & le régime de vie qu'on doit pour lors obſerver.

CHAPITRE PREMIER.

De la Vertu des Principes des Eaux Minerales de Courmayeur, prises en particulier.

QUOI-que ce que j'ai à remarquer dans ce Chapitre aussi-bien que dans les suivans, soit assés connu de tous les Medecins, néanmoins il me paroît à propos d'en parler, puisque cette Seconde Partie n'est pas tant pour eux que pour ceux qui doivent prendre les Eaux.

Au reste je suivrai dans tout ce que je dirai les principes de Messieurs *Lemery* & *de Meuves*, deux habiles Medecins & Chimistes de nos jours.

Pour commencer par l'esprit de Soufre, je dirai qu'on en met dans des Juleps, jusqu'à une agréable acidité pour temperer l'ardeur des fiévres continuës & pour faire uriner.

Monsieur *de Meuves* assûre qu'on peut attribuër les mêmes proprietés à cet esprit qu'à celui de vitriol ; mais outre que la saveur de l'esprit de soufre est bien plus agréa-

agréable que celle de l'esprit de vitriol : Ses effets sont aussi-bien plus avantageux, tant pour éteindre l'ardeur des fiévres bilieuses que pour résister à la pourriture des húmeurs ; pour donner de l'appetit ; pour fortifier l'estomach, les intestins, & pour remédier aux maladies de la poitrine, à l'asthme, & à la phtisie ; on en met dans les apozêmes, jusqu'à une agréable acidité pour rafraichir ; c'est pourquoi les Medecins lorsqu'ils l'ordonnent mettent toûjours dans leurs ordonnances, *ad gratam acciditatem.*

Il y en a qui l'ordonnent pour les maladies des Poulmons, mais comme les acides excitent la toux il peut faire plus de mal que de bien.

Le Sel de soufre est aussi un très-bon remède pour ouvrir toutes les obstructions & pour pousser par les urines ; il purge aussi quelque fois par les selles, on en dissoût dépuis demi dragme jusqu'à deux dans une pinte d'eau pour la boisson des fébricitans.

L'esprit de vitriol de Mars est astringent, propre pour les cours de ventre, pour les pertes de sang, pour les hernies, pour les vomissements; tous les esprits de vitriol quels qu'ils soïent sont fort propres contre les vers, & pour fortifier l'estomach & les in-

inteſtins. Pour ce qui eſt de l'eſprit volatile du même vitriol, il eſt pour diſſiper les douleurs de tête, & pour guérir l'épilepſie, il eſt diüretique, & un peu diaphorétique, il inciſe, il ſubtiliſe, & reſiſte à la pourriture, il réveille l'appetit, il leve les obſtructions du foïe, de la rate & du méſentére, & tempere l'ardeur des fiévres ſi on le mêle dans la boiſſon juſqu'à ce que la liqueur ſoit agreablement acide; il guérit les ulceres de la langue, de la bouche, en les touchant, & toutes les maladies de la peau qui viennent d'une pituïte ſalée.

L'eſprit de vitriol adouci, tel qu'eſt celui des Eaux Minerales de Courmayeur eſt d'un uſage beaucoup plus avantageux que n'eſt l'ordinaire, à ceux à qui les acides ſont un peu nuiſibles; il eſt bon pour les ſcorbutiques. On peut faire prendre cet eſprit en une doſe un peu plus grande que celui qui n'eſt pas adouci.

Le Sel ou vitriol de Mars eſt un admirables reméde pour toutes les maladies qui viennent d'obſtructions; les principaux effets du Sel de vitriol ſont d'évacüer par le vomiſſement, ou par les ſelles, les mauvaiſes humeurs qui croupiſſent dans l'eſtomach, ou dans les Inteſtins d'empêcher qu'elles n'envoïent des vapeurs au cerveau, & qu'elles ne ne lui causent l'épilepsie; de faire mourir les vers; de guérir les fiévres intermittentes, & d'ouvrir les obstructions, du foïe, de la rate, des reins, & des conduits de l'urine; enfin l'*Emery* dit, qu'on s'en sert comme du gilla pour faire vomir.

L'esprit de nitre est fort recommandable contre la malignité des fiévres, contre la colique; il abbat les vapeurs, il calme l'effervescence des humeurs, leve les obstructions du foïe, de la rate, & de tous les viscéres; il resoût le sang caillé, & pousse par les sueurs ou par une transpiration insensible les humeurs qui y sont disposées. D'où vient qu'on l'estime beaucoup contre la pleuresie, les rumatismes & toute sorte de douleurs vagues & même contre l'Hydropisie Tympanite. Sa dose est depuis demi scrupule, jusqu'à un scrupule & même jusqu'à demi dragme. Voyez *Charas*.

Il y a un autre esprit de nitre qu'on appelle dulcifié, & qui ressemble à celui qui est dans les Eaux Minerales de Courmayeur; il a la même vertu que le précédent; la différence qu'il y a entre l'un & l'autre; est que l'acrimonie du prémier le rendant en quelque façon suspect pour les usages internes, fait qu'on a recours au second

ſecond qui eſt plus agréable , plus doux au goût , & beaucoup plus accommodé à nôtre nature , & bien plus en état de faire paroître ſa vertu diaphorétique , que le prémier.

L'*Emery* dit , que l'eſprit de nitre dulcifié eſt bon pour la colique venteuſe , & néphrétique , pour les maladies hiſtériques & pour toutes obſtructions.

Le Sel Salpêtre ou le nitre , lorſqu'il eſt raffiné eſt très-apéritif ; il raffraîchit en fixant les humeurs trop agitées , & il les pouſſe par les urines ; on en donne dans les fiévres chaudes, dans les gonorrhées , & dans pluſieurs autres maladies ; tout ſalpêtre eſt déterſif , tuë les vers, efface les cicatrices, & étant fondu ou brûlé ſur une tuile , il eſt très bon pour nettoier & blanchir les dents ; il reſiſte à la pourriture, il appaiſe la ſoif & addoucit la grande chaleur. On s'en ſert intérieurement juſqu'à une dragme dans les apozêmes, pour remedier aux fiévres ardentes du foïe, & du méſantére , pourvû néanmoins que le ventre ne ſoit pas trop libre , & que l'eſtomach ne ſoit pas foible ; on s'en ſert auſſi fort ſouvent extérieurement dans des inflâmations de gorge , & dans la ſquinancie ; dans les topiques anodins & raffrai-

raffraichiſſans , & dans la brûlure.

L'eſprit acide du Sel armoniac eſt ſpécifique pour toutes les maladies malignes; lorſqu'il eſt volatil il eſt un excellent reméde, pour toutes les maladies qui viennent d'opilation & de corruption d'humeurs , comme pour les fiévres malignes, pour l'épilepſie, la paralyſie, la peſte , la petite verole. Il chaſſe les humeurs par tranſpiration ou par les urines. On en préſente au nés de ceux qui ſont tombés en foibleſſe , en apoplexie , en létargie , dans les vapeurs hyſtériques & mélancoliques ; c'eſt un des remédes les plus propres que nous aïons pour les réveiller.

L'eſprit de la gomme armoniaque dit M[r]. *de Meuves* , eſt excellent pour les obſtructions du foïe , de la rate , & de tous les viſcéres , c'eſt pourquoi on s'en ſert heureuſement dans les hydropiſies , dans la jauniſſe , dans la cachexie , & même dans les ſuppreſſions d'urine , & particuliérement dans les maladies de la matrice qui viennent de la retention des mois , & de l'obſtruction des vaiſſeaux.

Il ſe donne aprés les remédes généraux le matin à jeun , depuis cinq ou ſix goûtes dans du vin blanc , ou dans quelqu'autre liqueur convenable ; voïez ce qu'en dit, *Glaser* dans la diction *Armoniacum.*

Le Sel armoniac eſt un excellent ſudorifique & diürétique, il eſt bon dans les fiévres malignes & quartes, & pour exciter les mois aux femmes; on s'en ſert dans quelques colyres. Mr. *de Meuves* dit, qu'étant pris intérieurement, il eſt diaphorétique dans les fiévres, ſur-tout dans la quarte, qu'il reſiſte à la pourriture &c. Sa doze eſt un demi ſcrupule, on s'en ſert extérieurement dans la gangréne pour conſumer les chairs putrides, pour guérir la ſquinancie en gargariſmes; & même les Oculiſtes en font l'eau bleuë pour ôter les taïes des yeux.

Nous avons parlé ci-deſſus de l'eſprit vitriolique de Mars. Pour ce qui eſt du Sel de Mars, il eſt un admirable remède pour toutes les maladies qui proviennent d'obſtruction; on peut dire ici en général que le fer eſt un métal dont les Chimiſtes tirent de très-excellens remédes; les effets en ſont admirables en pluſieurs maladies, de ſorte que ceux même qui mépriſent la Chimie, convaincus de ſes vertus ſont contraints de s'en ſervir, lorſque les remédes ordinaires ne produiſent pas l'effet qu'ils en attendent.

Tout fer a faculté corroborative, & c'eſt

c'eſt de là que certaines Eaux de Normandie, appellées vulgairement *Eaux de Forges*, tirent leurs excellentes vertus medicinales, elles ſont très-recommandables pour les maladies de la rate.

Quant à l'huile d'urine humaine, il en a déja été parlé dans l'Analiſe; j'ajoûterai à ce qui en a été dit, qu'elle eſt bonne pour les fiévres quartes malignes, qu'elle leve toutes les obſtructions, & qu'elle pouſſe par les urines, & par les ſüeurs: On mêle deux dragmes de cette huile avec deux onces d'Eau-de-vie, pour en frotter les parties paralytiques. On s'en ſert auſſi pour les douleurs froides & pour la goutte ſçiatique.

Le Sel d'alun eſt déterſif & aſtringent, on s'en ſert en gargariſme pour les maux de gorge, & de la bouche, il nettoïe & raffermit les dents, il eſt bon pour le ſcorbut, pour les aphtes, & les chancres vénériens, il arrête le ſang étant appliqué extérieurement; ſi l'on en donne intérieurement il excite l'urine, & il eſt propre pour les gonorrhées, il repercute, il déterge, il eſt amplatique & abſorbant; lors qu'il eſt brûlé on s'en ſert pour conſumer les excreſcences de chair, & autres ſuperfluités des plaïes & des ulcéres.

L'esprit d'alun est un acide plus désagréable que celui de vitriol, on s'en sert dans des Juleps pour des fiévres continuës & tierces, il est bon aussi pour guérir les aphtes, ou petits chancres, qui viennent dans la bouche.

Glaser dit, que l'esprit d'alun étant mêlé dans la boisson des fébricitans pour les raffraichir est bon, parce qu'il est diürétique, & désopilatif, & qu'il est très-propre pour guérir les chancres de la bouche; mais que comme il a un goût ingrat, on peut se servir en sa place, & en toutes occasions de l'esprit de vitriol; il tient aussi que son flegme est fort bon dans les colires pour les inflâmations des yeux, pour les éréspéles, & pour laver les plaïes & ulcéres.

Il s'ensuit de tout ce que je viens de dire dans ce Chapitre, que les principes dont les Eaux Minerales de Courmayeur sont impregnées, sont très-salutaires, & très amis de l'homme; de là il me seroit aisé de conclure que leur réünion dans ces Eaux ne peut être que très-utile, puisque c'est un principe certain, que toute Eau participe toûjours de la vertu des élemens, ou des mixtes qu'elle contient. Néanmoins il est bon que j'éclaircisse cette vérité par les réflexions suivantes,

CHA-

CHAPITRE SECOND.

Où l'on prouve que les Eaux ont toûjours la Vertu des Mineraux qu'elles contiennent.

CE ne feroit remplir qu'une partie de ce que je dois, si je me contentois de montrer que les principes qui rendent Minerales les Eaux de Courmayeur, sont très-salutaires, lors qu'ils sont pris en particulier; il faut encore à ce qu'il paroît, prouver que l'Eau ne leur fait pas perdre leur vertu, & qu'impregnée en même tems de tous ces principes, elle est très efficace & medicinale. Ces deux points ont sans doute leurs difficultés; pour éclaircir l'un & l'autre, je ne me contenterai pas du raisonnement, mais j'appuïerai principalement ce que j'avancerai de l'autorité des Medecins qui ont écrit sur ce sujet; & particuliérement de celle d'*André Baccius.* Pour observer quelque méthode, je commencerai par la prémiére question, comme étant la plus facile à terminer, & parce qu'elle conduit à la resolution de la seconde.

Pou-

Pour ſavoir donc ſi l'Eau peut faire perdre aux principes dont elle eſt mêlangée, la vertu qui leur eſt propre, il n'y a qu'à faire attention à ce que l'expérience nous apprend tous les jours. Ne voïons nous pas que comme elle eſt de ſa nature ſuſceptible de qualités étrangéres, elle participe facilement à la vertu de tous les corps dont elle eſt mêlangée, comme l'enſeignent les Philoſophes : *Inanimatorum*, diſent-ils, *ipſorum etiam metallorum*, *& omnium pene vegetabilium vires induit aqua.* Le Sel lui communique ſa ſalure, le vitriol ſon acidité, le nitre ſon picquottement &c. Et comme il eſt aiſé à un chacun de le reconnoître, les medicamens quoi-que diſſoûs & liquefiez dans l'eau, gardent néanmoins leur vertu : L'expérience en eſt journaliére ; ſouvent même ils reçoivent de l'eau beaucoup plus d'éfficacité qu'ils n'en avoient d'eux-mêmes, parce-que l'eau qui eſt un corps fort pénétrant & fort ſubtil, leur ſervant de vehicule, augmente leur activité & leur pénétration ; *corpora cum quis purgare voluerit*, *oportet fluida facere*, ſelon Hypocrate. Et pour ce qui eſt des Eaux Minerales, il ſuffit d'en conſidérer l'origine, pour être perſuadé qu'elles participent à la vertu des Mine-

Mineraux qu'elles contiennent ; car où elles se forment par le moïen des vapeurs, & des exhalaisons exhaltées par des cryptes soûterraines, & ensuite coagulées & condensées de la même maniére que tous les météores, en qui le mêlange n'étant qu'imparfait, ne peut ôter aux élémens qui le composent la vertu qui est propre à chacun d'eux ; ou bien elles prennent naissance dans des miniéres, & reçoivent ensuite l'impregnation de diverses vapeurs & exhalaisons suivant les canaux soûterrains par où elles passent. De sorte qu'on ne peut nier que ces Eaux n'aïent la vertu des Mineraux dont elles ont reçûës les exhalaisons. Ou enfin elles se forment par le moïen d'un Sel subacide, volatil, ésurin, dont elles ont été impregnées & qui corrode les veines des métaux, sur lesquels elles coulent & entraînent avec elles les particules qui en ont été détachées.

Quoi-que ces Eaux souffrent plusieurs philtrations dans les différentes sinüosités de la terre par lesquelles elles coulent, on ne peut cependant pas dire qu'elles y perdent leur vertu, puisque nous voïons qu'elles ont le même effet que les Mineraux dont elles sont mêlangées, & que lorsque les Mineraux qui y sont inbibés sont vénimeux :

meux, les Eaux ſont vénimeuſes ; c'eſt ce qui ſe voit en Hongrie, & en d'autres endroits, où certaines Eaux Minerales ſont vénimeuſes & mortelles.

Ajoûterai-je qûe les eſprits des Mineraux qui impregnent les Eaux, & qui n'en peuvent être ſéparés que par l'Analiſe, leurs communiquent auſſi leur vertu, par ce qu'on en doit juger de la même maniére que des liqueurs qui ſe font chez les Diſtillateurs. Mais ſans nous arrêter d'avantage au raiſonnement, voïons ce qu'en ont penſé les Medecins.

André Baccius dans ſon Traité des *Thermes*, dit en parlant des Eaux nitreuſes ; que lors qu'on les prend en boiſſon, elles ont une vertu ſudorifique, déterſive, tout à-fait merveilleuſe ; qu'elles attenuënt les humeurs glüantes & viſqueuſes ; lâchent le ventre ; provoquent les urines ; d'où il faut conclure qu'elles purgent les reins, qu'elles les fortifient, & les garantiſſent d'obſtructions. Elles entraînent auſſi avec elles la gravelle, & apportent un grand ſoulagement à ceux qui ſont travaillés de la pierre.

Les Eaux alumineuſes ſont pareillement medicinales, étant priſes intérieurement. Elles provoquent, *dit-il*, les ſüeurs & les uri-

urines, elles corroborent les parties du corps qu'elles déchargent de leurs superfluités, & de leurs excrémens, elles étanchent le ſang, elles corrigent les fleurs des femmes, de quelle couleur qu'elles ſoient, ſoit rouges, ſoit pâles. Arrêtent la décharge involontaire du ſperme, tempérent les ardeurs des urines, font ouvrir les obſtructions du foïe qui viennent d'un flegme froid & attaché à ce viſcére, corrigent non ſeulement les intempéries provenantes d'une legére chaleur, mais encore celles des autres inteſtins. Elles rétabliſſent le corps dans une bonne conſtitution; & guériſſent d'une hydropiſie commencée; elles diſſipent les vents, ce qui fait qu'elles ſont bonnes pour la colique, & liliacie; elles enlevent les tumeurs, & les refrictions de la rate.

Quant aux Eaux ferrugineuſes qui tirent leur vertu particuliérement des eſprits vitrioliques qu'elles contiennent, on s'en ſert fort utilement pour les intempéries tant froides que chaudes du foïe, des reins, & de la veſſie. Elles donnent au ventricule, ſujet au vomiſſement, plus de force & de conſiſtence; elles fixent la mobilité des inteſtins; arrêtent toute ſorte de flux; rétabliſſent la rate mal affectée; ſur-tout ſi le vice vient de chaleur ; guériſſent de la jauniſſe, lors qu'elle vient d'une ſurabondance de bile recuite. Elles rétabliſſent les forces de ceux qui ſont extenués ; ſervent pour l'hydropiſie commencée, & fortifiant les viſcéres, corrigent les diverſités qui ſe rencontrent dans les mois des femmes ; arrêtent les pertes de ſemence, & les pollutions nocturnes ; elles ſont ſpécifiques pour les humeurs pareſſeuſes des hypocondres des femmes, pour les ulcéres de la véſſie, pour la lêpre, pour la démangeaiſon ; pour la galle, & pour toute autre incommodité ſemblable, qui provient du vice du foïe, & de la derme, ou de l'épiderme, elles empêchent les fauſſes couches qui arrivent un peu après la groſſeſſe, particuliérement lors que les femmes ſont jeunes.

Les Eaux ſulphureuſes ſont amies de l'eſtomac, procurent l'appetit, aident à la digeſtion, remédient aux intempéries froides & humides de ce viſcére, elles nétoïent les inteſtins, elles en appaiſent les douleurs, auſſi-bien que les tranchées de la colique, elles diſſipent les obſtructions, guériſſent de la cachochimie, & de l'hydropiſie, elles purgent les reins par les urines, pouſſent dehors la gravelle, & les

les viſcoſités qui donnent commencement à la pierre, guériſſent les ulcéres des reins, & de la veſſie, pourvû qu'il n'y ait point d'inflâmation, elles ſont bonnes pour les découlemens involontaires de l'urine, de quelque cauſe qu'ils proviennent. Arrêtent la diarrhée, & les mois trop copieux, deſſeichent les humidités de la matrice ôtant par là la cauſe de la ſtérilité, guériſſent enfin les hémorroïdes fortifiant les viſcéres.

L'Eau mêlangée d'huile d'armoniac, ne peut avoir que la même vertu que cette huile, *c'eſt-à-dire* qu'elle eſt bonne pour la paralyſie, & pour les maladies hiſteriques.

Après ces éclairciſſemens il paroît indubitable que le mêlange de chacun de ces principes pris en particulier avec l'eau, ne peut être que fort medicinal; il reſte maintenant à montrer que la réunion de tous dans une même eau eſt auſſi très-ſalutaire.

Pour prouver ce dernier membre de ma propoſition, il me ſuffit de dire que tous ces principes ne ſont pas tellement oppoſés les uns aux autres qu'ils puiſſent détruire mutuëllement leur vertu par quelque fermentation, comme il ſeroit néceſſaire pour que le contraire de ce que je prétens arrivât. D'ailleurs l'expérience, en ces sortes de matiéres est toûjours la meilleure; c'est sur ce principe que s'est fondé *André Baccius*, pour assûrer ce que je vais rapporter. En parlant des eaux nitreuses il dit après avoir décrit leurs vertus de la maniére que je l'ai fait, qu'elles seroient beaucoup plus utiles si elles étoient aussi alumineuses, parce que pour lors elles sont plus dessiccatives & astringentes, & qu'elles sont un spécifique pour la galle, la démangeaison, les maux de jambes, & pour toutes autres semblables incommodités. Il ajoûte qu'elles seroient très-bonnes pour guérir de quantité d'autres maladies, si elles étoient outre cela sulphureuses, parce qu'elles procureroient une bonne digestion. Il dit encore qu'elles seroient très-utiles particuliérement pour les palpitations, les tremblemens, & les roideurs.

En parlant des alumineuses, il dit qu'afin qu'elles aïent un plus grand effet, il faut qu'elles soient mêlangées de nitre, & en marquant les vertus des Eaux acides, telles que sont celles de Courmayeur, il dit qu'elles rafraichissent & désseichent sur-tout lors qu'on les boit; & qu'étant échauffées, elles resolvent une humeur crasse & tena-

tenace, aussi-bien que la pierre formée dans les reins, & dans la vessie; qu'elles expulsent la gravelle, & enfin que c'est en cela particuliérement que consiste leur vertu, puis qu'elles approchent, dit *Vitruvius*, de la nature du vinaigre qni a la vertu resolutive, comme il paroît à l'égard des coques d'œufs, & de semblables corps; elles excitent encore l'appetit, soit à cause de leur vertu astrigente, soit parce qu'elle déffeichent les humeurs lentes du corps; on peut voir *Duhamel* qui confirme tout ce que je viens de dire; voïez *Liv. I. Chap.* 2. *Meteor.*

CHAPITRE TROISIÉME.

Confirmation de tout ce qui a été dit dans les Réflexions précédentes.

RIEN ne me paroît mieux appuïer ce que j'ai dit dans les réflexions précedentes, que ce que deux Savans Medecins de nos jours ont écrit des Eaux Mineraraless aigrettes, ou comme ils parlent aigrelettes; comme il eſt inconteſtable que celles de Courmayeur ſont de cette nature, puiſque l'Analiſe, & le goût même qu'elles ont, en font foi; on ne peut trouver mauvais que je faſſe ſervir à mon deſſein tout ce qu'ils diſent ſur ce ſujet.

Le prémier dont je vais rapporter le ſentiment & même les propres paroles eſt *Michel Ettmuller*; c'eſt ainſi qu'il parle dans le Commentaire qu'il a fait ſur la Pharmacopée raiſonnée de *Schroder au Livre ſecond, & au Chapitre troiſiéme de la Mineralogie.* „ Les Eaux Minerales ou Medicales, dit-il, ſont chaudes ou aigrettes. L'eſprit

L'eſprit ſubtil acide des Eaux aigrelettes leur donne la vertu d'inciſer, de reſoudre, de pénétrer, & ſinguliérement de pouſſer par les urines. Et la jonction de la veine métallique de Mars, ou de cuivre fait que les Sels ſauvages & étrangers qui régnent dans le corps ſur-tout les acides auſtéres, & les autres Sels nuiſibles, accourent aux particules métalliques, s'y joignent & s'y attachent & les entraînent par en bas. Par cette raiſon ceux qui uſent de ces ſortes d'Eaux, ont leurs ſelles noires qui eſt la couleur que le fer donne ordinairement aux excrémens, en ſe joignant aux humeurs acides du corps & auxquelles les particules métalliques ſe ſe joignent après avoir quitté l'eau leur vehicule. Il eſt donc raiſonnable de penſer que comme le *Crocus Martis*, la teinture, & les autres préparations du Mars, donnent toûjours une couleur noire aux excrémens du corps, ce ſont les particules martiales des eaux aigrelettes qui leur font prendre la même couleur. Il n'eſt pas non plus ſurprenant que les eaux aigrelettes conviennent aux cachexies, au ſcorbut, au mal hypocondriaque, & aux autres maladies ſemblables, où les veines métalliques abſorbent les Sels ſauvages, ou acides

des vitiés qui infeſtent les prémieres voïes & ſont les prémiers auteurs de ces maladies. Les Eaux Minerales aigrelettes étant bûës détergent par le moïen de leurs parties aqueuſes ; ouvrent les conduits & les vaiſſeaux opilés ; précipitent & ſéparent les excrémens hétérogénes de la maſſe du ſang, & les entraînent ſous la forme de l'urine, par les conduits urinaires ; car il ne faut pas ſuivant les obſervations de tous les Auteurs, que les Eaux aigrelettes pouſſent par les ſüeurs, mais par les urines ſeulement. Dans l'uſage de ces Eaux, on commence par une petite doze pour monter ſucceſſivement à une grande; par exemple, on en boit aujourd'hui ûn verre, demain deux, après demain trois, en augmentant chaque jour juſqu'à ce que l'eſtomach n'en puiſſe tenir d'avantage ; on perſiſte durant quelques jours dans cette grande doze, après quoi on diminuë ſucceſſivement ; par éxemple, ſi la plus grande doze eſt de dix verres, quand on voudra diminuer, on n'en boira que neuf, le lendemain huit, le jour d'après ſept, & ainſi du reſte. On ſe trouve mal de commencer tout d'un coup par une grande doze, de continuer & de finir de même. Il ne faut au reſte jamais boire de ces Eaux qu'après les remédes universels, & spécialement après avoir purgé les prémiéres voïes, afin qu'elles opérent mieux; ceux qui désirent en savoir d'avantage toûchant l'usage de ces Eaux, pourront lire la Dissertation du docte *Langius*; il est à remarquer que les Eaux aigrelettes aïant été gardées quelques tems déposent au fond de la bouteille ou du verre, certaine terre noirâtre qui est la veine du fer ou métallique, qui a été rongée par l'Eau en passant. Celle-ci perd sa salure par la corrosion de la veine métallique, attendu que les Sels corrosifs s'émoussent en se joignant aux particules de fer, & c'est ce qui fait la poudre brune qui descend par son propre poids au fond du verre par le repos. Ceci fait voir que ces Eaux ne valent rien lors qu'elles sont transportées, & qu'on ne les boit pas sur les lieux, puisque les esprits salins, joints à la veine métallique se détachent successivement de l'Eau qui demeure insipide & sans vertu.

Voilà ce qu'*Ettmuller* nous dit des Eaux acides & aigrettes. Quoi-que celles de Courmayeur n'aïent pas tout-à-fait la même origine, comme prétend M. *Torini*, elles ont cependant la même nature, elles ſont impregnées, comme le montre l'Analiſe des eſprits & des Sels de ſoufre & de Mars : Ce qui ſuffit pour leur attribuer la même vertu que cet Autheur donne à toutes les Eaux qu'il appelle aigrelettes. Que ſi l'on objecte que les principes des Eaux Minerales de Courmayeur ne ſont pas ſeulement des Eſprits & des Sels de la nature du Mars & du Soufre, mais qu'il y en a encore de la nature du vitriol, du nitre, d'armoniac & d'alun, & que par conſéquent on ne peut pas raiſonnablement dire que ces Eaux ſoïent de la même nature que celles dont parle *Ettmuller*, ni leur attribuer tous ces effets dont on vient de parler ; je répons en prémier lieu, que les Eaux de Courmayeur étant aigrelettes, on doit leur attribuer ce qui convient aux Eaux aigrelettes, & que les autres principes ne les changent pas eſſentiellement, ni de telle maniére qu'elles puiſſent perdre la vertu que les eſprits & les Sels de Soufre & de Mars leurs communiquent, puiſqu'ils n'empêchent pas qu'ils ne ſoient toûjours acides de leur nature, comme leur ſaveur même le prouve. Je répons en ſecond lieu, que toute Eau impregnée de differens principes, participe toûjours de la nature

nature & de la vertu de chaque principe qu'elle contient & dont elle est mélangée, c'est ce que je prouverai dans un moment. Je répond en troisiéme lieu, que ces autres principes dont les Eaux de Courmayeur sont impregnées, tendent à produire les mêmes effets qu'*Ettmuller* attribuë aux Esprits & aux Sels de la nature de Mars & de Soufre, & qu'outre cela elles en ont d'autres fort considérables; c'est ce que j'ai remarqué ci-devant, & c'est ce qu'il faut que je confirme par les sentimens & les raisonnemens de Mr. *de Meuves*, qui parle de la maniére que je vais dire dans son Dictionaire Pharmaceutique à la diction, *Aquæ Minerales.*

Pour ce qui regarde la faculté des Eaux Minerales en général, elles sont, *dit-il*, suivant la diversité des mixtes & des mineraux qui y sont contenus; *c'est-à-dire*, que toute Eau Minerale ou Métallique a la même proprieté qu'a le mineral ou le métal auquel elle participe; c'est pourquoi comme il est impossible de connoître au vrai leur mixtion, il faut de nécessité avoir recours à l'expérience pour en juger avec certitude; par exemple, les Eaux de *Spa*, & celles de *Pougues* participent principalement de la mine du vitriol, &

 par

par conséquent tiennent beaucoup de ses facultés ; lesquelles sont merveilleuses ; car à raison de son acrimonie, elles échauffent, resolvent, & pénétrent ; à raison de son acidité, elles raffraîchissent ; & à raison de son apreté & astriction elles corroborent.

Celles de *Bourbon-Lancy*, *Bourbon-Larchambaut*, *Bourbonne en Bassigny*, *Plombiéres en Lorraine*, & *Aix en Allemagne*, outre l'Eau élémentaire échauffée du feu soûterrain, participent du Soufre, Sel, Nitre, & Alun, en vertu de quoi elles échauffent & déssêchent, nettoïent, digérent, resolvent, attirent, consument les humeurs superfluës, réveillent & fortifient la chaleur naturelle, resserrent & corroborent les membres débiles. Ce qui fait connoître que les Eaux de *Pougues* & de *Spa* participent de la mine de vitriol, c'est d'autant que leur goût acide, & acre, accompagné de quelque horreur, est comme qui auroit détrempé du vitriol avec de l'eau, joint à cela que l'esprit du vitriol est fort acide, deux ou trois goûtes duquel avec quantité d'eau étanchent merveilleusement la soif, comme font ces Eaux : Et qui plus est les déjections de tous ceux qui en boivent sont noires ; non pas tant à cause qu'elles purgent l'humeur mélancolique, qu'à cause que le

vitriol

vitriol donne toûjours cette couleur aux excrémens des personnes tant saines que malades.

Outre ce, elles participent encore du nitre, du fer & du soufre; elles participent du nitre, car on le sent piquant sur la langue, en vertu de quoi elles sont purgatives; elles participent du fer, car il y a force mines de fer aux environs, & elles approchent fort du goût de l'eau où les Maréchaux éteignent le fer chaud; elles participent enfin du soufre, la taïe grasse & insipide qui nage dessus l'eau quand elle est reposée, & sa couleur jaunâtre aucunement luisante qui s'attache sur les pierres où elles coulent, le témoignent assez, outre que l'eau est si vaporeuse qu'elle remplit incontinent le cerveau & donne envie de dormir, qu'enfin la mine de vitriol contient toûjours en soi du soufre. Outre tous ces minéraux & métaux, elles sont encore mêlées avec de la terre deliée qui paroît par une legére decoction, car si on en fait boüillir quelque quantité, elle devient tout aussi-tôt trouble & épaisse comme lait, la terre blanche demeurant au fond du vaisseau ainsi que la lie: Voilà d'où vient que pour avoir des parties diverses & dissemblables elles produisent des effets contraires & guérissent des maux tout différens; car elles échauffent & réfroidissent, humectent & déssechent, élargissent & rétrécissent, désopilent & bouchent, lâchent & raffermissent, purgent & resserrent.

Toute la différence qu'il y a entre les Eaux de *Spa* & de *Pougues*, c'est que celles de *Pougues* ont du nitre, ce qui les rend purgatives, & celles de *Spa* n'en ont point; qui plus est c'est que dans celle-ci au lieu de l'albique qui est une espéce de terre blanche, on y apperçoit en les faisant boüillir legérement de la rubrique. Il y en a qui croïent qu'elles passent par des veines sablées d'or qui les rendent cordiales; quoi qu'il en soit elles ont même goût, guérissent mêmes maux, & produisent mêmes effets, sinon que l'Eau de *Pougues* est quelque peu plus pesante & laxative, & celle de *Spa* plus legére & plus diürétique. C'est pourquoi celle-là est plus propre aux maladies où l'évacuation est plus nécéssaire par le bas ventre que par les urines, & celle-ci plus singuliére aux maladies où l'évacuation est plus requise par les urines que par le bas ventre.

De plus elles sont bonnes pour les graveleux, car elles ôtent la cause matérielle & efficiente de la pierre, en corrigeant

geant par leur froideur & acidité l'intemperature chaude des reins, & en évacuant du corps par leur quantité & acrimonie les humeurs grasses & visqueuses par les conduits de l'urine, & même dissolvent, rompent & poussent dehors les pierres fraîchement conglutinées, en détrempant & nettoïant le flegme glüant dont le gravier est cimenté.

Elles sont bonnes aussi pour les ulcéres des reins, de la vessie, & autres parties parce qu'elles sont détersives, dessicatives, & adstringentes, comme aussi pour la difficulté & ardeur d'urine, d'autant qu'elles sont apéritives & refrigératives, en vertu de quoi elles empêchent les pollutions nocturnes & tempérent les ardeurs de Venus.

Les Eaux de *Pougues* sont utiles à la mélancolie hypocondriaque, principalement quand elle vient de la bile tellement échauffée aux hypocondres qu'elle en est devenuë noire par adustion, envoïant quantité de vapeurs malignes de là au cerveau, car elles évacuent cette humeur non seulement par les urines, mais aussi par les selles, & tempérent la chaleur étrangére contenuë au foïe, à la rate, & par tout le mésantére.

Elles sont aussi profitables à l'hydropisie cau-

causée d'obstruction du foïe, de la rate, ou autres parties naturelles, parce qu'elles déboûchent les viscéres, évacuent les humeurs bilieuses mélancoliques, ou flegmatiques qui suffoquent la chaleur naturelle du foïe, & l'empêchent de faire du sang, s'il est permis de parler ainsi; elles arrêtent le vomissement & le flux de ventre, & même tout flux de sang d'autant qu'elles sont raffraîchissantes & astringentes.

Elles arrêtent aussi tout flux immoderé des purgations feminines, & les réglent enfin si bien, qu'àprès leur usage les femmes qui d'ordinaire en sont incommodées, n'ont plus sujet de s'en plaindre, & cela d'autant qu'elles évacuent tant par les urines que par le bas ventre, la cachochimie d'où procédent les fleurs blanches, & adoucissent l'acrimonie des humeurs, & fortifient les viscéres. Pour cette raison elles conviennent aux pâles couleurs, langueurs, dégoûts, & appétits étranges des filles, & à celles qui sont sujettes à la suffocation de matrice.

Elles conviennent aussi à ceux qui ont l'estomach débile, & le foïe chaud tout ensemble, parce qu'elles coroborent l'un & tempérent l'autre, & purgent les superfluités bilieuses, & pituiteuses qui en proviennent.

Pour

Pour cette raiſon il y en a qui étant tourmentés de la colique tant humorale que venteuſe en ont été guéris ; elles ſont auſſi bonnes aux migraines, vertiges, épilepſies, catharres, palpitations de cœur, difficultés de reſpirer, qui ſurviennent par la ſympatie de l'eſtomach, du foïe, de la rate, ou d'autres parties baſſes ; qui plus eſt, elles ſont propres aux éréſipéles, galles, dartres, démangeaiſons, & même à la lêpre qui n'eſt pas encore confirmée, d'autant qu'elles rafraîchiſſent le foïe, & le ſang trop échauffé & purgent les humeurs aduſtes.

Enfin, ce qui eſt plus à eſtimer dans ces Eaux ; c'eſt qu'elles n'offenſent aucunement la chaleur naturelle, au contraire elles la corroborent.

Il n'eſt pas néceſſaire pour pouvoir appliquer aux Eaux Minerales de Courmayeur, ce que M^r^. *de Meuves* dit ici de la vertu de ces différentes Eaux Minerales & aigrettes dont il parle, & particuliérement ce qu'il dit de celles de *Pougues*, & de *Spa* ; de montrer la reſſemblance qu'il y a des unes aux autres, le rapport en eſt très-ſenſible ; les principes des unes & des autres ſont les mêmes ; on les reconnoît par les mêmes épreuves, la vertu doit donc être la même ; s'il y a quelque différence à admettre, il faut dire, que celles de Courmayeur sont même plus utiles & plus éfficaces que ne sont celles de *Pougues*, puisqu'outre les principes de vitriol, de nitre, de fer, & de soufre, elles sont encore mêlées d'esprits & de particules d'alun, en vertu de quoi elles échauffent & déssèchent, nettoïent, digérent, resolvent, attirent & consument les humeurs superfluës ; réveillent & fortifient la chaleur, ressèrrent & corroborent les membres débiles.

Elles ont aussi des ésprits & des particules insensibles d'armoniac, ce qui fait qu'elles peuvent dissiper les tumeurs & les duretés des jointures, guérir la rate & les écrouëlles, emporter les obstructions les plus opiniâtres, provoquer les mois, & les urines, rompre la pierre, purifier la masse du sang, guérir le scorbut, la paralysie intérieure, être très-propres contre la peste, & contre toutes les maladies causées de pourriture. De tout cela il est aisé de conclurre que les Eaux Minerales de Courmayeur, mêlangées de différens esprits & de divers Sels de la nature, les uns de vitriol, les autres de Mars, ceux-ci de nitre, & ceux-là d'armoniac, & enfin

enfin d'alun ne peuvent être que très-salutaires. Mais comme il est nécessaire dans une affaire aussi importante que celle-ci, d'agir avec toute l'exactitude possible, je marquerai clairement dans les Chapitres suivans les maladies auxquelles ces Eaux peuvent servir de reméde, & les rencontres où elles seroient plus nuisibles que profitables.

CHAPITRE QUATRIÉME.

Que les Eaux de la Margueritte & de la Victoire sont bonnes pour les Catarres, Fluxions, Obstructions &c.

IL est bon d'instruire le Public de la nature & des causes de ces maladies, afin qu'il puisse juger sainement de la vérité de ce que j'avance, c'est ce que je vais faire avant que d'en venir à mes preuves.

Les Anciens se sont imaginés que la pituite s'engendroit dans le cerveau, &

que toutes les vapeurs s'élevans de la partie inférieure du corps à la tête, où elles étoient coagulées, & reduites en eau, comme il arrive dans un alambic, distilloient ensuite dans différentes parties de nôtre corps, à peu près comme feroit la pluïe, & que de là venoient les différentes espéces de catarres & de fluxions; c'est ce qui a fait qu'ils ont tenu pour certain & infaillible que dans tous les catarres, le cerveau étoit toûjours la partie mandaute. Les conduits qu'ils ont assignés pour le partage de ces humeurs qui découlent, sont les ouvertures qui sont au palais, & à l'os cribreux, par lesquelles la serosité du ventricule du cerveau & de la glande pituïtaire distille dans la bouche, sur la gorge & sur la poitrine: Ou du moins ils ont crû qúe les humeurs pituiteuses descendoient dans les machoires, les épaules, les bras, les reins, par les nerfs, les artéres, les veines, & enfin par les interstices des chairs, des muscles des membranes, & que cette chûte d'humeurs étoit plus forte, plus copieuse & plus frequente, lors que le cerveau étoit plus rempli de pituïté, s'y en étant engendré plus qu'à l'ordinaire dans le corps, à l'occasion de l'intempérie du foïe, qui est

eſt ſelon eux, le lieu où ſe forme le ſang, ou quand le cerveau qui eſt lui-même d'une conſtitution froide, à cauſe du vice de la faculté concoctrice, ne pouvoit convertir en ſa propre ſubſtance toute la pituite qui y arrivoit en grande abondance, & dont ils s'imaginoient qu'il ſe nourriſſoit.

Une legére connoiſſance de Medecine & d'Anatomie ſuffit, pour découvrir la fauſſeté de ce ſentiment, elles nous font voir l'une & l'autre que la pituïte ne s'engendre nullement dans le cerveau, & que le cerveau ne ſe nourrit pas de cette pituite imaginaire, mais d'un ſang vegétal & loüable qui vient du cœur par le moïen des artéres au cerveau, comme aux autres parties du corps; que les humeurs ne peuvent paſſer du goſier aux poulmons ſans une ſuffocation manifeſte: Pour ce qui eſt des nerfs, des artéres, & des veines, il eſt cerrain que les humeurs ſereuſes & pituiteuſes ne peuvent point en diſtillant du cerveau ſe répandre par tout le corps par le moïen de ces canaux; les artéres portent le ſang du cœur au cerveau, les veines les rapportent au cœur ſelon les loix de la circulation, les nerfs diſtribuent par tout le corps les eſprits animaux, qui sont une liqueur très-subtile, séparée du sang, dans les glandules de la substance corticale & cendrée du cerveau : Ce qui fait qu'il est impossible qu'une humeur sereuse, pituiteuse & assés grossiére passe par ces canaux étroits, sans empêcher le cours desdits esprits, & par conséquent sans produire ce que nous nommons ordinairement paralysie ; ce qui doit nous faire conclure que l'origine des catarres est bien différente, & quoi qu'il faille avoüer avec les Anciens que les catarres ne sont qu'une décharge d'humeurs sereuses qu'ils nomment pituite, nous ne pouvons cependant être de leur sentiment en ce qui regarde la maniére dont se fait cette décharge, ni par rapport au lieu ou se forme la pituite.

L'Anatomie nous apprend qu'il n'y a que le cœur qui soit le principe de toute sorte de fluxions, & que par son mouvement de contraction il envoïe le sang & les humeurs à toutes les parties du corps, & que si quelques fois il se fait un amas & une stagnation d'humeurs sereuses dans ces parties, on ne doit pas l'imputer au cœur qui les envoïe, mais à la partie qui les reçoit, qui étant devenuë foible, & aïant perdu sa constitution naturelle, ou

par-

parce qu'il y a quelques obſtructions qui arrêtent le cours du ſang, il ſe fait une dilatation de cette partie & une extravaſation d'humeurs ſereuſes.

C'eſt en cela que conſiſtent les catarres, ce ſont des humeurs ſereuſes, qui ſortent des vaiſſeaux ſanguinaires, ou de l'extrêmité de l'artére, & reſtent plus de tems qu'il ne faut dans la partie léſée; ainſi l'humeur catarreuſe n'a point d'autre canal que l'artére qui porte le ſang, & en même tems la ſeroſité qui diſtillant dans la ſubſtance de différentes parties du corps ou des interſtices des chairs, des muſcles, & des membranes, produit diverſes ſortes de catarres ou de fluxions ſelon qu'elle eſt ſalée ou abondante.

J'ajoûterai qu'outre la conſtitution ſereuſe du ſang, la relaxation & l'obſtruction des parties, tout ce qui eſt capable de répandre & de condenſer le ſang, peut empêcher la tranſpiration, & ainſi diſpoſer les humeurs ſereuſes à s'extravaſer.

De quelque maniére que le catarre ſoit produit, ſoit par la conſtitution ſereuſe & ſalée du ſang, ſoit par la foibleſſe des parties, les Eaux de Courmayeur ſont très-bonnes pour les diſſiper, ſoit qu'on s'en ſerve en bain ou en boiſſon.

La raiſon en eſt, qu'étant priſes intérieurement, elle déſſéchent une pituite trop abondante, ou en la ſubtiliſant par les moïens des acides, ou en l'entraînant en déjection ; par le moïen du Sel vitriolique de Mars, elles détachent les humeurs gluantes & tenaces, en les inciſant par leurs acides, nettoïent & détergent en peu de tems l'eſtomach, évertuent un ferment lâche & pareſſeux, qui eſt le principe d'une humeur lente & mal conditionnée, & par leur vertu aſtringente elles conſolident & fortifient les parties du corps qui ſont trop affoibliës ; leurs parties ſulphureuſes ſervent auſſi admirablement à cet effet, comme il eſt clair.

Ajoûterai-je que la chaleur des ces eaux ne ſert pas peu dans cette occaſion, elle contribuë à ſubtiliſer par la rarefaction les ſéroſités trop groſſiéres & trop épaiſſes. Etant priſes en bain elles ſont ſouveraines auſſi pour le même effet ; la prémiére raiſon en eſt que l'eau qui eſt chaude dilate les pores, & provoque la tranſpiration ; ce qui fait que l'humeur ſéreuſe de quelque nature qu'elle ſoit, ſort par une ſueur abondante, ainſi diminuant par là l'humidité & la ſéroſité du ſang, & des humeurs, la fluxion catarreuſe doit néceſſairement dimi-

minuer.

nuër. La ſeconde eſt que l'eau à cauſe de la terre argilleuſe qu'elle contient, fortifie & conſolide comme un beaume naturel les parties foibles, & relâchées, ſur leſqu'elles la fluxion tombe, & s'arrête; j'en dois dire autant des parties ſulphureuſes qu'elle contient.

Il eſt facile de comprendre par ce que je viens de dire comment ces eaux priſes en bain ou autrement, peuvent diſſiper les tumeurs edimateuſes, les obſtructions, & les opilations invéterées, & guérir ſur tout de la paraliſie, & de l'hydropiſie; on peut en être pleinement convaincû pour peu d'attention que l'on faſſe à la nature, & à la cauſe de ces maladies; il ſuffit ſeulement d'obſerver qu'il vaut beaucoup mieux boire ces eaux, que de les prendre en bain lors que ces maladies ſont intérieures, & qu'il eſt plus convenable de les échauffer un tant ſoit peu lors qu'on s'en ſert pour le bain.

CHAPITRE CINQUIÉME.

Que les Eaux de la Margueritte & de la Victoire servent à rafraichir, & à déssécher, à resoudre la Pierre, la Gravelle, à appaiser les Douleurs d'Estomach &c.

AVant que de le prouver, il est bon de faire les remarques suivantes qui sont comme les principes, desquels on doit tirer par conclusion tout ce que je vais dire.

1°. Que les acides dissolvent quelquefois & rarifient, & que d'autres fois ils coagulent & précipitent, comme remarque Mr, *Lemery* dans son cours de Chimie.

2°. Que l'acide est toûjours un dissolvant, quand il est mis en assés grande quantité sur la matiére qu'on veut dissoudre, mais qu'il fait toûjours un coagulum, lors qu'étant en trop petite quantité, ses pointes se sont fichées dans les pores de la la matiére, & n'ont point la force de l'écarter pour en ſortir, c'eſt ce que pluſieurs expériences confirment.

3°. Que l'acide précipite auſſi ce que l'alkali a diſſoûs, comme nous voïons dans l'opération du magiſtére de ſoufre, & c'eſt parce-que cet acide aïant diſſoûs & écarté les parties de l'alkali, il lui fait lâcher priſe, & les corps ſe précipitent par leur propre peſanteur.

4°. Que preſque toutes les fermentations ne ſont que des diſſolutions faites par des acides, ou naturels ou étrangers; ainſi la fermentation du vin vient de ce que les acides diſſolvent les parties huileuſes du moût.

5°. Qu'il y a encore un effet des acides qui ſemble différent de ceux que nous venons de marquer, c'eſt qu'ils conſervent certains corps qu'on met dedans, comme le Sel conſerve la viande, ainſi quand on laiſſe tremper les petits concombres, la perccpierre, les capres dans du vinaigre, il ne s'y fait point de fermentation, ni par conſéquent de corruption, la raiſon en eſt que les parties étant fort viſqueuſes, & embarraſſantes, les acides s'y inſinuent bien pour les diſſoudre, mais ils n'ont point le mouvement libre pour y faire leurs ſecouſſes, & pour ſéparer ces parties; de ſorte que l'acide du vinaigre ne fait que ſe ficher dans les pores de de ces matiéres, & s'y coaguler. C'eſt cette coagulation qui empêche que les concombres ne ſe corrompent, car les acides en bouchent les pores, & ſervent comme autant de petites chevilles pour en tenir les parties fermes & en repos, le Sel marin qui eſt un acide conſerve les viandes & pluſieurs autres matiéres par la même raiſon.

6°. Qu'il ne ſuffit pas pour faire une diſſolution qu'il y ait beaucoup d'acides, il faut encore que ces acides aïent du mouvement pour faire leurs ſecouſſes.

7°. Que ſi l'on prend un peu de quelques-unes des matiéres qui peuvent être diſſoûtes par les acides, & qu'on jette deſſus l'acide, il ſe fera une grande efferveſcence & enſuite un coagulum, mais que ſi l'on augmente l'acide, la matiére ſe diſſoudra.

8°. Que les acides étant enveloppés dans une matiére onctueuſe, & lui étant unis peuvent exciter une grande chaleur, comme il ſe voit dans le Soufre, dans le vin, dans l'eau-de-vie, & dans toutes ſortes de quinteſſences, qui ne ſont autre

choſe

chose que du Soufre, & des huiles exaltées : La raison en est que ces matiéres pouvant facilement prendre feu, peuvent encore par conséquent produire du mouvement & de la chaleur, & ce qu'il y a sur-tout à considérer ici, est que toutes ces sortes de liqueurs qui sont capables d'exciter un grand feu dans nôtre corps peuvent en même tems l'éteindre, & arrêter l'impétuosité des esprits & des humeurs par le moïen du mouvement & de la fermentation qui se fait en nous ; les esprits pour lors se dégagent, s'il est permis de parler ainsi, de cette onctuosité dans laquelle ils étoient comme concentrés & empoisonnés, & étant en liberté & dominans sur toutes les autres humeurs exercent sur elles leur tyrannie, étouffent la chaleur naturelle, émoussans les esprits animaux, endormans les organes des sens, & enfin privant le sang de son mouvement ordinaire, ce qui se voit clairement lors qu'on a bû du vin fumeux ou de l'eau-de-vie, qui font tomber dans l'yvresse qui ne provient que d'un acide volatil du vin, de même que le sommeil vient d'un acide fixe sulphuré de l'opium, d'où vient que tous les Sels fixes ou volatils contraires aux acides préservent toûjours de l'yvresse, comme le Sel volatil de corne de cerf, l'esprit de Sel armoniac, le Sel de tartre, l'absynthe, les amandes améres, & d'autres choses semblables; la raison de cet effet, est parce que les acides sont absorbés dedans les corps poreux, & de figure inégale, ainsi l'acide du vin ne montant point au cerveau, & aux sens communs, ne peut point engourdir, ni rendre comme immobile la masse du sang, ou plûtôt les esprits animaux.

9°. Que le froid provient du repos des parties, ou de la diminution du mouvement qui étoit auparavant dans ces parties, & par conséquent que les acides qui font quelque fois une espéce de coagulation, rafraîchissent aussi quelque fois.

10°. Que la chaleur consistant dans un mouvement confus des parties, la fermentation causée par des acides, doit exciter la chaleur, & déssécher.

11°. Que les Eaux Minerales de Courmayeûr étant acides doivent avoir la vertu de raffraîchir & de déssécher.

12°. Que les acides des Eaux Minerales de Courmayeur consistans sur-tout dans les esprits, ne perdênt pas si facilement leur mouvement que ceux qui sont plus matériels

riels & qui consistent dans des Sels.

13°. Que les acides aïant les eaux pour vehicule s'insinuent aisément dans les corps, & les pénétrent bien plus facilement qu'ils ne feroient, s'ils avoient une matiére moins pénétrante pour vehicule; que leur vertu déterfive en est plus grande, aussi bien que la résolutive, & la désopilative.

14°. Que les acides doivent entrainer avec eux par les selles, & particuliérement par les urines. tout ce qu'ils ont détachés dans le corps humain, puis qu'ils se trouvent mélangés avec des particules aquatiques.

15°. Qu'ils détachent plus facilement toutes les particules purulentes, & excrémenteuses du corps humain, qui n'ont qu'une liaison imparfaite entre elles, que toute autre dont l'union est intime, naturelle, & parfaite &c.

De tous ces principes qui me paroissent incontestables l'on peut aisément tirer tout ce que je vais dire en faveur de ces Eaux Minerales de Courmayeur, ainsi il ne sera pas nécessaire de citer plusieurs faits particuliers pour prouver ce que j'avancerai, & quoi-que je me fonde sur tout sur l'expérience, que je regarde comme la meilleure preuve en ces sortes de matiéres, je ne crois

crois pas néanmoins devoir m'en prévaloir autant que je pourrois en faisant ces sortes de citations ; je m'imagine que le Lecteur me croira bien plus si je confirme par le raisonnement ce que j'assûre être d'expérience journaliére.

Je dirai donc que ces eaux servent à raffraîchir à cause de leurs acides, elles désséchent aussi une trop grande pituite ou en la subtilisant par le moïen des acides, ou en l'entraînant en déjection ; elles humectent une bile ardente & séche, c'est là le propre des eaux, & des acides qui ont l'eau pour vehicule, parce-que leur mouvement est opposé à celui de cette bile ; elles reduisent les humeurs à une juste température, puis qu'elles désséchent une trop grande pituite & humectent une bile ardente & séche ; elles conservent & augmentent les forces, & fortifient la bonne constitution de ceux qui sont en santé ; c'est ce qui doit être conclû sur tout de la cinquiéme remarque : Le Sel de Mars qu'elles contiennent procure au ventre une action libre, un mouvement accéleré qui l'aide dans ses fonctions, sans faire aucune violence ou dérangement , & les particules vitrioliques donnent une grande facilité d'uriner ; ces deux principes réünis dans ces

eaux

eaux par le mêlange, détachent les humeurs gluantes & tenaces en les incisant par leurs acides, corporifient & fixent celles qui sont dissoûtes & liquides, suivant la troisiéme & la septiéme remarque, elles entraînent par les selles, ou par les urines le sang caillé, rafraîchissent celui qui est trop échauffé, & remettant le reste de sa masse dans une consistance convenable, ils nettoïent & détergent en peu de tems l'estomach, ils évertuent un ferment lâche & paresseux, mortifient celui qui est trop actif, ils aiguisent l'apétit d'une maniére singuliére : La raison de tous ces effets se prend du mouvement, & de la nature de ces deux principes, & même des particules aquatiques qui leur servent de véhicule.

Ils appaisent dans un moment les douleurs de l'estomach des hypocondres, & de la colique, lors qu'elles sont causées ou par un tartre fixe, ou par une mucosité tenace, ils détachent & entraînent avec elles les humeurs dissentériques, ils désséchent les celiaques, crévent les opilations du foïe, de la rate, du pancréas, & des glandules méseraïques, ils sont spécifiques pour les maux hypocondriaques, & hystériques, lors qu'ils viennent d'une abondance d'humeurs, & même lors qu'ils proviennent d'une séchéresse, & d'une grande chaleur de viscéres, pourvû qu'avant de prendre ces Eaux, & après les avoir prises, on emploïe les bains d'eau douce, j'en ai donné les preuves dans les Réflexions.

Ces Eaux servent à évacuer les humeurs malignes, à résoudre la pierre, la gravelle, & les mucosités des reins, de la vessie & de la matrice, nous en avons donné la raison auparavant, elles modérent les ordinaires trop copieux des femmes, les font venir en suffisance, à celles qui ne les ont que modiques, & réglent ceux qui sont déréglés, elles ont une vertu merveilleuse pour arrêter la gonorrhée dans les deux sexes; elles corrigent la diathése nitreuse & sulphureuse du sang, elles adoucissent l'acrimonie des humeurs salées, soit qu'on les prenne par potion, soit qu'on s'en lave le corps; elles amortissent & corrigent les parties vitrioliques du sang, ou par les alkalins du calibé, ou bien en les entraînant avec elles par les urines, en s'unissans à tout ce qui est semblable au vitriol, elles purifient le suc nerveux, le subtilisent lors qu'il est trop grossier, & diminuent sa volatilité lors qu'il en a trop, ensorte qu'elles sont bonnes pour toutes les

les convulſions du ſpaſme, elles fortifient & fomentent merveilleuſement les viſcéres.

Pour dire tout en peu de mots, ces Eaux ſont un tréſor pour la ſanté, elles rendent le corps puiſſant & robuſte, elles donnent vigueur & vie à toute la maſſe du ſang, elles l'animent par leurs eſprits balſamiques, elles rétabliſſent une conſtitution depravée, elles guériſſent des maux cauſés par des fluxions opiniâtres ſoit ſalées, ſoit ſcorbutiques, des foibleſſes & des maux d'eſtomach, des intempéries des viſcéres, de l'inappetence, de l'indigeſtion, du *cholera morbus*, de l'inflâmation des urines, de la ſtrangurie, des tremblemens, de la palpitation : Outre tous ces effets elles ont ſur-tout la vertu de rendre féconds les deux ſexes; en un mot elles ont toute la vertu des Eaux de *Pougues*, & participent de celles de leurs principes.

Je n'ai juſqu'ici conſidéré les Eaux Minerales de Courmayeur, que comme des Eaux aigrettes qui ſont priſes en boiſſon, tout ce que j'ai dit de leur vertu n'a preſque point de rapport qu'à cette conſidération : Que ſi on les regarde comme Eaux Thermales, elles ne peuvent être que très-utiles & medicales, car l'uſage externe qu'on en doit faire conſiſte ou en bain, ou en douche adroitement faite sur la partie affectée.

La douche faite sur la tête, est propre au cerveau, aux nerfs & aux jointures, pour les intempéries froides, & humides, pour les vertiges, épilepsie, catarres; surdités, tintement d'oreille, tremblement de membres, migraines, douleurs de tête invéterées, & enfin pour les nubecules qui arrivent aux deux yeux.

La douche faite sur l'estomach l'échauffe s'il est froid, le désséche s'il est humide, le fortifie s'il est débile, aide par conséquent la digestion, & adoucit la douleur causée des ventosités.

La douche se peut aussi donner sur la hanche, & autres parties qui ont besoin d'être échauffées & fortifiées.

Si on les prend en bain, comme elles réchauffent & rétablissent l'état tonique des parties, ou le ressort lors qu'il a été relâché, elles sont par conséquent merveilleuses dans les affections des nerfs, la paralisie, l'hémiplegie, le tremblement, les douleurs chroniques & périodiques, dans les affections cutanées, la galle opiniâtre & maligne, les démangeaisons, l'herpe, enfin dans la goutte, particuliérement la froide & en toutes les affections des arti-

articles ; elles ſont bonnes contre la ſciatique, l'hydropiſie qui provient du foïe exceſſivement réfroidi, & non de la ſuffocation de ſa chaleur naturelle par un tas d'humeurs ſuperfluës, elles ſont bonnes à la colique venteuſe, à la douleur des reins qui procéde de la crudité & de la difficulté d'uriner, qui vient de l'obſtruction des conduits urinaux ; elles ſont fort recommandées pour les maladies de la matrice, elles la fortifient & la diſpoſent à concevoir ; elles ſont convenables aux pituiteux qui ſont trop gros & humides & maléficiées, aux iſteriques, grateleux, ulcéreux & hernieux. *Ettmuller* dit, que l'uſage des Eaux Minerales chaudes convient ſpécialement aux femmes ſtériles lors qu'elles ſont trop humides, que leur matrice eſt remplie d'humeurs comme une éponge, leur ſémence trop aqueuſe, & tous les organes de la génération comme inondés ; car les Eaux chaudes purgent toutes ces ordures, après quoi la ſémence devient plus ſpiritueuſe, & les organes propres à concevoir.

Je ſais que les bains chauds ſont meilleurs que les tempérés, pour produire tous ces effets que j'ai décrit ; mais auſſi eſt-il conſtant que ſi les bains plus chauds,

& plus violens, ont plus de puissance, les temperés sont aussi plus assurés que ceux ou la chaleur & séchéresse est suspecte ; il est quelques fois fort bon d'augmenter la chaleur des Eaux de Courmayeur, en les mettant sur le feu, sur-tout lors qu'on veut les prendre en douches.

CHAPITRE SIXIÉME.

Des maladies pour lesquelles l'usage des Eaux de la Margueritte & de la Victoire n'est pas convenable.

IL n'y en a point, ou du moins très-peu qu'elles ne puissent entretenir, & même faire empirer lors qu'on les prend à contre tems, & sans précaution, il y en a pour lesquelles elles ne valent rien, avec quelque circonspection qu'on les prenne.

L'usage en doit toûjours être interdit aux femmes grosses, à moins que le fœtus ne soit mort, ou l'arriére faix retenu aprés les

les couches, auquel cas ces Eaux ſont bonnes pour faire ſortir l'un & l'autre à cauſe de leur parties ſulphureuſes.

Quelques-uns prétendent qu'il ſeroit très-nuiſible de les prendre intérieurement lors que la poitrine eſt incommodée d'une toux accompagnée de phtiſie, parce-que les acides dont elles ſont impregnées exciteroient cette toux, mais l'expérience & la raiſon ſont contraires à leur opinion : Je guéris l'année paſſée un homme de ce Païs de l'âge d'environ trente ans d'une phtiſie provenuë de ferment vénérien, dont il étoit attaqué depuis pluſieurs années, par l'uſage que je lui fis faire de ces Eaux, après avoir emploïé inutilement pluſieurs remédes : En faut-il être ſurpris ? L'acide ſelon ſa différente quantité n'opére-t-il pas différens effets. tantôt il diſſoût, tantôt il coagule, ainſi que l'expérimentent tous les jours les Chimiſtes ; ne ſait-on pas auſſi qu'un acide précipite ſouvent un autre acide ?

Il ne faut prendre ces eaux qu'en une très petite doſe, lors que l'eſtomach n'eſt que médiocrement charnu, parce- que l'utilité qui reviendroit à l'eſtomach par la communication que ces eaux lui feroient des qualités tant prémiéres que ſecondes, ne

ſeroit

ſeroit pas comparable au tort qui s'en ſui-vroit de la trop grande protenſion des fibres muſculeuſes.

Voila tout ce que j'avois à dire de plus particulier de la vertu des Eaux Minerales de Courmayeur ; il eſt bon d'avertir ici que pour qu'elles opérent tous ces effets merveilleux dont j'ai parlé , il faut les prendre ſur le lieu même, car lors qu'elles ſont tranſportées, quoi qu'elles conſervent leur vertu diüretique preſque toute entiére elles perdent beaucoup de la cathartique ou de la ſolutive, parce - que par le tranſport, les particules ſalines liquefiées dont ces eaux ſont comme depoüillées par leur refroidiſſement, s'attachant au fond & aux côtés des flacons de verre , dans leſquels on les tranſporte rafraîchiſſent d'avantage & déſſéchent moins ; ainſi l'on voit que ces Eaux ont cela de commun avec toutes celles qui ſont Minerales , qu'elles ſont moins efficaces quand elles ont été tranſportées , que lors qu'elles ſont priſes ſur la Fontaine , où elles ont cette vertu ſpécifique qui les rend préférables à bien d'autres , & qu'elles n'ont point ailleurs.

CHA-

CHAPITRE SEPTIÉME.

De la vertu de l'Eau de la Saxe.

L'EAU de *la Saxe* étant plombée, ſulphurée & alumineuſe, doit néceſſairement avoir la même vertu que les Mineraux qu'elle contient, ſuivant les principes que j'ai établi au Chapitre Second de cette Seconde Partie, *c'eſt-à-dire*, qu'elle doit produire les mêmes effets que le ſoufre, l'alun, & le plomb. Et pour deſcendre dans un plus grand détail, je dirai que ces Eaux priſes extérieurement ſont propres à appaiſer les ardeurs de Venus, à cauſe qu'elles ſont plombées; la raiſon de cet effet vient à ce qu'il me ſemble de ce que ces Eaux étant un peu chaudes, & s'inſinuant par les pores, tirent en quelque façon les eſprits & modérent leur mouvement, d'où s'enſuit le rafraîchiſſement; elles ſervent auſſi pour les dartres, pour les inflâmations, & pour les maladies du cuir, tant parce qu'elles ſont plombées, que parce qu'elles ſont ſulphurées & alumineuſes; étant priſes intérieurement elles sont très bonnes contre les squinancies, pour arrêter le flux des menstruës & des hemorroïdes & les dissenteries. Il faut avoüer cependant que leur usage en potion ne doit pas être ordinairement conseillé, parce qu'elles peuvent causer des coliques, & rendre paralytique; car quoi qu'elles ne paroissent point contenir de Mercure, la substance même du plomb peut agir comme feroit le Mercure, *c'est-à-dire*, qu'elle peut obstruer les nerfs. Aussi voïons-nous qu'on ne conseille ordinairement de prendre les Eaux plombées qu'en bain. Quoi qu'il en soit, celles de *la Saxe* prises de cette derniére maniére à cause du soufre & de l'alun qu'elles contiennent, guérissent des vieilles plaïes & difficiles à se refermer, appaisent les douleurs d'entrailles; elles sont spécifiques pour la lêpre, & l'élephantiosis & le chancre, en peu de mots elles rafraîchissent, elles sont astringentes, elles servent à adoucir, & à amollir, arrêtent les fluxions des yeux, & rongent les excréscenses des plaïes, la raison de tous ces effets se tire, comme l'on voit, de la nature de ces Eaux.

CHA-

CHAPITRE HUITIÉME.

De l'ordre qu'on doit obſerver en prenant les Eaux de Courmayeur.

IL en eſt de ces Eaux Minerales, pour qu'elles ſoïent profitables comme de tout autre remede; il faut y préparer le corps, obſerver les tems, garder la proportion, & la quantité convenable; avoir égard aux temperamens plus ou moins robuſtes; remarquer les moments dans leſquels la nature fait ſes efforts, pour ſe dégager de ce qui l'accable & lui aider; c'eſt là le point de vûë ſans lequel il eſt bien difficile d'arriver au but qu'on ſe propoſe en prenant les eaux.

Voici l'ordre qui me paroît le plus convenable, & auquel on doit s'attacher pour l'ordinaire; je dis pour l'ordinaire, parceque ceux qui prennent les eaux peuvent ſe trouver dans de certaines conjonctures, qui demandent que la prudence du Medecin change cet ordre, & s'écarte des voïes communes.

Etant ſur le lieu, il faut prendre du repos

pendant quelques tems ; lors que le corps ſera ſuffiſamment délaſſé, on prendra une purge d'un Sirop roſat ſolutif & doré, ou bien de manne, ou d'un autre Sirop de fleurs de pêches ou ſemblable, conformément au tempérament, au ſexe, & à l'âge des perſonnes.

Avant que de prendre le Sirop, on aura ſoin de le délaïer dans une quantité ſuffiſante d'Eau Minerale, de telle maniére qu'il ſe faſſe un mêlange, mais on n'obſervera cela que pour la prémiére fois ſeulement.

Le jour ſuivant on commencera à en boire environ vingt onces, le troiſiéme trente, le quatriéme quarante, le cinquiéme cinquante, le ſixiéme ſoixante, & ainſi de ſuite juſqu'à cent, cent cinquante, ou deux cens onces, en augmentant à proportion eû égard toûjours à l'âge, au ſexe, & au tempérament plus délicat ou plus robuſte ; lors qu'on eſt parvenu à ces dozes, de cent, de cent cinquante, ou de deux cens onces, on doit continuer pendant quelques jours la même doze, & diminuer en même proportion juſqu'à ce qu'on ſoit revenu à la prémiére qui eſt de vingt onces ; cela étant fait il faut purger le corps comme auparavant. C'eſt

C'eſt ordinairement pendant les plus grandes chaleurs de la Canicule qu'on doit boire ces Eaux, cependant le tems propre pour les prendre commence à la my-Juin, & finit à la my-Septembre; & afin qu'elles ſoient bien profitables, c'eſt ſur le lieu même qu'on doit les boire, cela n'empêche pas néanmoins qu'on ne puiſſe les tranſporter ailleurs, & les prendre en quelque ſaiſon de l'année que ce ſoit; c'eſt au Printeins & en Automne qu'elles ſervent principalement à évacuer par les urines, & ſur-tout par les ſelles; au reſte en quelque tems & par quelques effets qu'on les prenne on doit toûjours choiſir le matin, & avoir une heure réglée pour cela; il ne faut pas les boire trop vîte, de peur d'amortir le ferment de l'éſtomach & de le ſuffoquer, ni trop lentement ſi on veut qu'elles paſſent facilement; il faût ſe promener en les prenant, afin qu'elles aïent un cours libre & qu'elles ſe déchargent ſans peine.

Lors qu'on boit ces Eaux il faut mâcher de tems en tems du Citron confit, de l'anis, ou du fenoüil ſucré; il eſt bon d'avertir ici que ceux qui ne prennent point les Eaux ſur la Fontaine même, ſont non-ſeulement obligés de ſuivre le même ordre que je marque ici, ou un semblable, mais qu'ils doivent avoir soin de faire tiedir ces Eaux Minerales, jusqu'au même degré à peu près de chaleur qu'elles avoient auparavant sur la Fontaine, parceque dans cet état elles sont plus profitables & passent plus facilement.

Je ne parlerai ici que pour l'Eau de *la Margueritte*, qui est tiéde sur la Fontaine & qui convient aux temperamens plus délicats, car pour celle de *la Victoire* qui est souveraine pour les temperamens robustes, & qui est froide à sa source, elle ne doit pas absolument être échauffée, quoi-que peut-être elle seroit encore meilleure aïant quelques degrés de chaleur.

Lors qu'on boit ces Eaux s'il survient une colique, des tranchées ou quelqu'autre douleur de ventre, on prendra des lavevemens émolliens & corminatifs, & on fera sur l'estomach un liniment tiéde avec de l'huile d'absynthe, de noix muscades, ou de beaume líquide du Perou ; & si nonobstant cela les Eaux n'ont pas encore un passage libre, & si on les rend par le haut, on les quittera d'abord pour purger de nouveau le corps, de la même maniére que nous avons marqué ci-dessus.

Le

Le vomissement causé par les Eaux n'est pas à craindre ni dangereux le prémier jour, ni même le second, mais il faut quitter les Eaux lors qu'il commence au troisiéme : Et parce qu'il arrive rarement que par le vomissement on rende toute l'Eau que l'on a prise, il faut user de quelque hydragogue cathartique, ou de quelques lavemens pour évacuer entiérement le corps de tout ce qui seroit resté.

Quant à ceux qui ont des foiblesses d'estomach, & qui sont incommodés des crudités, il est convenable qu'ils usent du Sel d'absynthe, en en mettant une dragme au fond de la prémiére tasse ; je leur conseillerois même volontiers, aussi-bien qu'aux autres d'y mettre toûjours de la crême de tartre, du Sel prunelle ou du policrête, suivant l'exigence de l'indisposition, ou du tempérament.

On ne pourra dîner que lors que les Eaux seront entiérement passées. Après diné, on ne s'appliquera point au jeu, ni à quoi que ce soit qui demande de l'attention ou une grande agitation. Il ne faut point dormir après le repas, ni rester oisif, & quoi qu'il faille se recréer le plus qu'il est possible, on doit avoir soin néanmoins que les recréations que l'on pren-

prendra soulagent le corps sans le fatiguer; ainsi l'on conseille le divertissement de la compagnie, & l'agrément de la promenade.

Avant que de se mettre au lit, il est bon de prendre quelques fois de la Confection d'Hyacinthe. Quand il arrive quelques insomnies il faut adoucir l'acrimonie des vapeurs avec du Sirop de Pavôts; lors qu'il survient une inflâmation d'urine, il faut prendre une émulsion de semence de melon, ou un extrait de mauves, ou de l'eau de fraises; enfin si l'on se sent attaqué de la crampe, il faut faire un liniment avec de l'huile de Ruë, à laquelle on aura ajoûté un peu de soufre.

Voilà à peu près ce qu'on doit observer en bûvant les Eaux Minerales; pour les prendre utilement à l'extérieur soit en bain, soit en douche toutes ces précautions ne sont pas nécessaires, comme il est visible, mais il y en a plusieurs qui sont très-utiles.

Voici ce à quoi il faut sur-tout faire attention lors qu'on veut prendre ces Eaux en bains; il faut connoître la maladie pour laquelle on veut les prendre, & si elle est du nombre de celles que j'ai marqué pouvoir être guéries par ce moïen, il faut

y

y préparer le corps par une purge convenable, choisir le tems & l'heure pour prendre le bain, ne s'en servir presque jamais pendant l'Hyver, mais seulement au Printems, en Eté, & au commencement de l'Automne, il faut toûjours attendre pour cela que la digestion soit faite, & choisir les momens auxquels la nature est mieux disposée à ce reméde; & enfin suivre en tout l'avis du Medecin.

CHAPITRE NEUVIÉME.

Du régime de vie qu'on doit garder en prenant les Eaux.

QUelques vertus que puissent avoir d'elles-mêmes les Eaux Minerales de Courmayeur, on ne peut néanmoins se promettre d'en rétirer grand sécours, ni grand soulagement, si en les prenant on n'a soin, non seulement d'observer l'ordre que j'ai préscrit, ou un semblable; mais encore si on ne se propose un certain régime de vie, auquel on s'attache scrupuleusement pendant tout le tems qu'on les prendra. Si les medicamens les plus efficaces & les remédes quelques souverains qu'ils ſoient, ſont ſans effet, & très ſouvent nuiſibles, lors que la prudence n'en régle point l'uſage, & n'y diſpoſe pas le corps par un régime de vie; il ne faut pas attendre que les Eaux Minerales de Courmayeur, aïent un autre effet, tandis que l'on voudra vivre à ſa fantaiſie, ou ſans aucune régle.

Ainſi je conſeille à tous ceux qui voudront prendre les Eaux, de conſulter les Medecins ſur la maniére de vivre qu'ils doivent tenir, & qui doit toûjours être proportionnée aux diſpoſitions desMalades.Tout ce que je puis faire ici eſt de dire en général, qu'il faut ſe ſouvenir de garder la tempérance & la ſobrieté; car ſi l'excès eſt toûjours nuiſible, l'on peut dire qu'il l'eſt à plus forte raiſon dans ces conjonctures.

J'ajoûterai que l'on ne pourra prendre ſes repas que lors que les Eaux ſeront paſſées, ce que l'on connoîtra lors que l'urine reprendra ſa couleur naturelle; l'on ne mangera que de ce qui eſt de bonne digeſtion, & de bon entretien, comme eſt la Soupe, la Chair de Bœuf jeune & tendre, celle de Veau, de Chapon, de Poulet, de Pigeon, de Perdrix, de Grives, de Phaiſans.

Pour le Vin il doit être le meilleur & le

le plus purifié qu'on pourra trouver, il faut prendre garde qu'il ne ſoit fumeux, parce-que tout vin fumeux eſt ſomniſére, & que tout ſomniſére eſt nuiſible aux bûveurs d'eau, à moins qu'il ne ſoit pris pour diſſiper les humeurs acres qui cauſent les inſomnies. Ce doit être un vin nourriſſant qui ne ſoit ni rude, ni doux; on n'en boira que rarement & très peu hors des repas.

Comme la chair ſalée, la chair de Mouton, celle de Cochon, & celles des bêtes fauves ſont indigeſtes & venteuſes, de même que le Poiſſon & le laitage, le fromage picquant, les légumes, les herbages & les fruits, on aura ſoin de n'en point manger; on pourra cependant prendre quelque fois du beurre frais à dîné. Pendant le repas on ne ſe ſervira point d'Eau Minerale au lieu d'eau commune, pour tremper ſon vin, parce qu'on ne doit jamais prendre ce qui eſt medicinal en aliment, puiſque l'eſtomach ne le digére point, & que ne s'en faiſant point de digeſtion, il ſe convertit néceſſairement en mauvaiſes humeurs; on peut voir ce qu'en dit *Hypocrate* en parlant de l'uſage des Eaux Minerales.

Il eſt bon d'avertir qu'on ne doit jamais commencer ſon repas par boire du vin, ni par manger du pain tout chaud qui en ſoit détrempé, cela ne pouvant être que très nuiſible, car le vin pris de cette maniére, & dans cette occaſion offenſe les parties nerveuſes & les jointures, & enfin enflâme les viſcéres.

Tel eſt le régime de vie qu'on doit ordinairement garder pour prendre avec ſuccès les Eaux Minerales de Courmayeur, ſur tout lors qu'on les prend en brûvage; on ne doit pas même s'en écarter de beaucoup lors qu'on les prend à l'extérieur pour les effets que nous avons marqué ci-deſſus.

Voila à ce qu'il me ſemble ce qu'on peut dire de plus raiſonable touchant la nature & les proprietés des Eaux de Courmayeur; tout ce que j'ai avancé eſt fondé ſur des expériences chimiques & phiſiques que j'ai fait & ſur les ſentiments des meilleurs Medecins. J'aurois pû étendre d'avantage ce Traité mais je crois en avoir aſſés dit pour convaincre le public de l'utilité de ces eaux, ce qui me ſuffit, puiſque c'étoit la ſeule fin que je m'étois propoſé.

Comme j'écris dans un Païs où il y a peu de perſonnes qui ne puiſſent rendre témoignage des cures extraordinaires & merveilleuſes qui ſe font tous les jours par le moïen des Eaux Minerales dont je viens de de parler, j'avois resolu de n'en citer aucune; mais aïant fait attention que mon ouvrage pouvoit tomber entre les mains des étrangers qui seroient ravis de voir quelques faits qui prouvassent ce que j'avance touchant la vertu de ces eaux: Je me suis déterminé à en rapporter neuf ou dix choisis entre un très grand nombre, je les renferme dans ce dernier Chapitre.

CHAPITRE DIXIÉME.

Cures surprenantes faites par l'usage des Eaux Minerales de Courmayeur.

MOnsieur *Persod* Prevôt de Montjou &c. Abbé de Saint Bernard & des Chanoines réguliers de ce nom, étoit attaqué depuis long-tems d'une colique nefrétique des plus violentes qui lui causoit des douleurs insupportables; il avoit eû recours à divers remédes, mais nul naïant pû lui donner aucun soûlagement, on lui conseilla de boire les Eaux de Courmayeur; ce qu'il fit avec tant de succès qu'il guérit parfaitement après avoir jetté par les urines plusieurs petites pierres, & qu'en aïant reïteré l'usage pendant plusieurs années au tems de la canicule, il à vécû jusqu'à un âge fort avancé sans incommodité.

Monsieur le *Marquis d'Ormée*, Général des Finances de Sa Majesté le Roi de Sardaigne, & aujourd'hui son Ambassadeur à Rome, aïant passé plusieurs années dans son prémier Mariage, sans avoir des enfans de son Epouse, prit nos Eaux, qui aïant préparé les humeurs propres à la génération, le mirent en état d'avoir des enfans, & il eût un Fils l'année suivante, qu'il avoüe lui-même ne devoir après Dieu qu'à la vertu de nos Eaux.

L'Epouse de Mr. *Bus*, demeurant dans la Ville d'Aoste, a ressenti les mêmes effets, & se trouve à présent féconde après six ans de stérilité.

Monsieur *Loüis Pastoris*, des Chevaliers de la Maison de Saluge, étant travaillé d'un flux d'hemorroïdes dérangé & surabondant, s'est tellement trouvé soulagé par le moïen de ces Eaux que toute la douleur s'est appaisée, & le flux est devenu réglé & facile.

Madame *Biolley*, épouse de l'Avocat de ce nom dans la Cité d'Aoste, souffroit beau-

beaucoup pendant ſes groſſeſſes, ſe trouvoit ſans apétit, & avec des continuels ſoulevemens de cœur, elle acouchoit toûjours avec péril de ſa vie & quelque-fois d'un fœtus mort ou d'un avorton, je lui ai fait prendre nos Eaux comme étant un des meilleurs préparatifs, depuis lors elle n'a plus ſouffert ces mêmes incommodités pendant ſa groſſeſſe, & a acouché heureuſement en dernier lieu d'un fils.

Monſieur *Charles-Marie Bera*, de Bielle, travaillé d'une ſuppreſſion d'urine qui l'avoit reduit pluſieurs fois au dernier péril de ſa vie, eût à peine bû pendant trois jours de ces Eaux Minerales qu'il ſe trouva entiérement ſoulagé, & a uriné depuis avec facilité.

Monſieur *Meilleur* Bourgeois de cette Ville Capitale du Duché d'Aoſte, étoit atteint d'un ſcorbut univerſel, d'où il tomba enſuite dans une hydropiſie; je le déterminai après pluſieurs remédes à ſe tranſporter à Courmayeur où il guérit parfaitement par l'uſage de ces eaux.

Un nommé *Pierre Biller*, Tailleur de cette même Ville d'Aoſte, avoit une fiévre lente éthique avec toux & éjection de ſang par la bouche, je lui ordonnai cette même boiſſon, après lui avoir fait prendre

dre certains remédes par précaution, & elle lui fit un effet merveilleux, en ſorte qu'il eſt entiérement rétabli.

Un pauvre *Garçon Hydropique*, étant venu à Courmayeur, il reſta pendant quinze jours, ſuſtenté par les aumônes des perſonnes charitables qui y étoient, en ſortit parfaitement guéri par la vertu de ces Eaux.

Monſieur *Barthelemy Camoſſo* de Luſerne, étant tourmenté de tems en tems depuis pluſieurs années d'une colique néfrétique, qui étoit preſque toûjours accompagnée de fiévre, rendoit dans ces fâcheux momens, où il en étoit attaqué, & non ſans beaucoup ſouffrir, des urines en abondance qui étoient troubles, viſqueuſes, enſanglantées, & remplies de gravier. Quoi qu'il n'eût épargné ni Or, ni argent, & qu'il eût tenté toutes ſortes de moïens pour trouver des remédes à ſon mal; il n'en trouva jamais cependant, un plus puiſſant, un plus éfficace, en un mot plus ſpécifique que nos Eaux Minerales, à peine en eût-il bû trois jours conſécutifs, dès la prémiére année qu'il en uſa, que ſes douleurs aiguës, qu'il reſſentoit actuellement dans ſes reins ceſſérent, & comme il continua à les prendre encore pluſieurs jours ſelon nôtre ordonnance, il

jetta

jetta ſur la fin une pierre ſolide & picquante, de couleur griſe & brune, & qui étoit de la groſſeur d'une fêve; il n'en pourra réïterer l'uſage encore pendant quelques années qu'avec un heureux succès. Cette cure merveilleuſe eſt arrivée au mois d'Août de l'année 1727. auſſi bien que la ſuivante.

Monſieur *Biancoz* de Turin, Chaſſeur du Roi, aïant ſouffert extraordinairement d'une colique qu'il à conſervée environ treize à quatorze mois, & qui dans le tems même des remédes outre qu'elle excitoit au vomiſſement, & ne lui permettoit pas d'en retenir aucun, s'aigriſſoit d'avantage; néanmoins s'en eſt trouvé parfaitement guéri, après avoir uſé un certain nombre de jours de ces eaux, de la maniére que nous lui avions ordonné.

Je pourrois rapporter une infinité d'autres faits, mais craignant de laſſer le lecteur, je me contenterai de dire qu'on voit aborder ici tous les ans, des perſonnes de toute ſorte d'état & de condition, attaquées de différentes incommodités, qui se trouvent tous beaucoup ſoulagées, ou entiérement guéries par l'uſage de ces eaux.

FIN de la Seconde Partie.

TABLE

DES CHAPITRES contenus dans ce Livre.

Prémiére Partie.

Seconde Partie.

Fin de la Table.

www.ingramcontent.com/pod-product-compliance
Ingram Content Group UK Ltd.
Pitfield, Milton Keynes, MK11 3LW, UK
UKHW022030170726
13837UKWH00002B/505

9 782329 466095